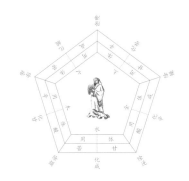

汤液经法图
—— 讲记 ——

解构经方时方的底层逻辑

金　锐◎著

U0113936

北京科学技术出版社

图书在版编目（CIP）数据

汤液经法图讲记：解构经方时方的底层逻辑／金锐
著. — 北京：北京科学技术出版社，2022.1（2024.2 重印）
ISBN 978 - 7 - 5714 - 1587 - 7

Ⅰ.①汤… Ⅱ.①金… Ⅲ.①方剂学 - 研究 - 中国 -
古代 Ⅳ.①R289

中国版本图书馆 CIP 数据核字（2021）第 232526 号

策划编辑：张露遥
责任编辑：白世敬
责任校对：贾　荣
责任印制：李　茗
封面设计：异一设计
出 版 人：曾庆宇
出版发行：北京科学技术出版社
社　　址：北京西直门南大街 16 号
邮政编码：100035
电　　话：0086 - 10 - 66135495（总编室）　　0086 - 10 - 66113227（发行部）
网　　址：www.bkydw.cn
印　　刷：河北鑫兆源印刷有限公司
开　　本：710 mm × 1000 mm　1/16
字　　数：237 千字
印　　张：16
版　　次：2022 年 1 月第 1 版
印　　次：2024 年 2 月第 6 次印刷
ISBN 978 - 7 - 5714 - 1587 - 7

定　　价：68.00 元

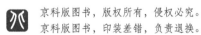

序

一

　　20 世纪 70 年代，一部由民间中医献给中国中医研究院（现中国中医科学院）的敦煌遗书，引起了经方界的广泛关注，后经王雪苔、马继兴、钱超尘等医史文献学家整理出版，成为当代经方研究的重要内容。这部书就是陶弘景所著《辅行诀五脏用药法要》（以下简称《辅行诀》）。当代中医药文献大家马继兴、钱超尘认为，这部书中转引的汤液经法图，是解开经方配伍奥秘的钥匙，是还原中医组方配伍原理的切入点。

　　中华古代文明史上的几个"图腾"，如太极图、河图洛书、八卦图，不仅奠定了我国古代科学祖庭，还左右着中国古代科学的发展。若干领域的科技成就皆得益于中华文明的伟大"图腾"，中医药学亦不例外。个人认为，中医药古典经方的"图腾"当为汤液经法图。汤液经法图收录于《辅行诀》中，据考证，它是伊尹《汤液经法》的配图，是《汤液经法》的关键原理图，也是《辅行诀》的核心体系，并与《伤寒论》密切相关。它是打开中医临床遣方用药思维的钥匙，也是理解《伤寒论》经方法理的重要途径，是传统中医经典理论不可缺少的组成部分。陶弘景的《辅行诀》与张仲景的《伤寒论》或同源于《汤液经法》，这在《伤寒论·序》中已有表述。《辅行诀》包含处方 52 首，《伤寒论》包含处方 113 首，二者记载的处方具有共同的法理基础并存在若干名异实同的处方，如小阳旦汤（桂枝汤）、小补脾汤（理中丸）、大阴旦汤（小柴胡汤）等。这两本书，一法五行脏象而成五脏虚实补泻论治体系，一法阴阳而成三阴三阳六经辨证论治体系，可谓同源异流、道同法异，两大体系分类明晰，条理清晰，法度严谨，展现了古典中医诊疗法式的精髓。

汤液经法图又称五味补泻体用图，描述了在脏腑虚实辨证框架下，辛、咸、甘、酸、苦五味对各脏腑虚实病证的补泻作用，以及实现功效的组方结构与配伍原则，精准阐述了中药组方配伍的理论原则。全图以正五边形呈现五行生克制化关系，深刻表达了五脏（肝木、心火、脾土、肺金、肾水）虚实辨证及其治法用药，并从辛酸化甘、咸苦化酸、甘辛化苦、酸咸化辛、苦甘化咸五味化合角度阐述了组方功效以及"顺补逆泻"的配伍原则。特别是五味五行互含的应用，不仅是《素问·脏气法时论》等理论的具体应用，更是对五行学说的发展，成为经方用药的重要法式。《辅行诀》原文有言："陶隐居曰：此图乃《汤液经法》尽要之妙，学者能谙于此，医道毕矣。"

当今经方之热前所未有，但经方学习难、临床使用难也是业内共识。这一方面缘于我们对经方的认识不足，依然没能讲明白经方的学习方法，依然没能按照经方的方理、医理将之应用到中医临床，由此导致"遵循中医临床思维"成为中医药发展的突出问题；另一方面缘于我们对经方法式的认识不足。经典名方亘古不衰，不仅在于其临床价值，更在于其内在的理论价值。其内在的理论价值不仅体现在内在的结构，还体现在内在的方理、医理，故只有从经方入手，时时感悟经方的成方道理，才能更好地提高临床疗效，以此循序渐进，才能够掌握中医临床思维。经方，不仅是术，更是道的载体，如果只是在术的层面去学方用方，是很难学好经方的。我们常常感叹百年名方几流传，也感叹临床组方之难，临床组方难不是因为我们不懂君臣佐使，而是因为我们不懂经方的成方之理、成方之道，只识经方是历代名医临床经验的结晶，不识经方是理论感悟的结晶。只在用上学，不去理上悟，是难以学好经方的，守正创新也无从谈起。虽然当今诸多经方大家善于应用经方并多有心得发挥，但经方的法式是什么，我们至今仍然一知半解。《方剂学》教材虽然收录了《伤寒论》中的绝大部分经方，但是对经方方理的论述依然浅显，并未得到大部分《伤寒论》研究大家的认同，导致了我们临床诊疗思维和经方应用的混乱。重识经方法式、全面阐释古典经方内在的法理成为我们"传承精华，守正创新"的基本前提和重要任务，而深入研究汤液经法图无疑是解开古典经方之谜的途径之一。

　　金锐博士乃我院临床药学部的青年学者，酷爱古典经方，致力于从古典经方中解读中医处方的配伍机理、药性理论，近几年专注汤液经法图的研究，发表了多篇研究论文，今将研究论文及多个方面的讲座内容编辑出版，将为《辅行诀》的传承研究起到很好的促进作用，也将有助于《伤寒论》经方法式的研究。希望金锐博士精益求精，还原汤液经法图的法式原则，并梳理汤液经法图与仲景经方的渊源关系，阐明汤液经法图的临床应用规律，取得传承佳绩。

　　我与金锐博士因中国中医科学院科技创新工程项目而相识相交，了解了他的研究成果后，我既为自己多年研究《伤寒论》经方无果而惭愧，又为我院出现了经方研究才俊而自豪。适《汤液经法图讲记：解构经方时方的底层逻辑》付梓，彼索序于我，故欣为之序而共勉。

中国中医科学院中医药发展研究中心主任、研究员　黄璐琦

辛丑夏至三庚

序
二

药医有缘千种病，神仙难救短命人。从古到今，医理不明、药性不清、辨病证不细这三大难题，一直困扰着中医界，至今仁者见仁，智者见智，争论不休。

在今本《伤寒杂病论》中，仲景言方治而不谈药性，其用药心法，悉遵古经方之制。而经方制方之法则，自唐以来，已经失传千年有余，幸有敦煌遗书《辅行诀》存世，使后人可窥经方配伍之秘，破译该书的内容，就可以通晓失传古经方书——《汤液经法》的奥妙。

神农尝百草至商初，历时数千载。是时，商汤宰相伊尹，从厨艺中悟出五味调和之事，率先发明了汤药治病法，提出"调和之事，必以甘酸苦辛咸，先后多少"的原则，用药之五味入五脏，以达补虚泻实之效。但是，这一经方配伍法则，一直秘而不宣。即使是医圣张仲景，在《伤寒杂病论》中也只是言方治而避谈药性，遂致后学至今不明经方配伍法则。余不敏，耕耘医坛几十年，由命入医，由医入道，略通医理药性和辨证论治大法。余之高徒金锐，精勤好学不倦，历数载寒暑，破译经方用药之秘。书成请余作序，借此聊备数语，乐为之序。

三易先生

辛丑季夏癸未日序于寒舍

序

三

　　20 世纪 70 年代，河北威县的知名中医张大昌先生，将其家传古书《辅行诀》的抄本寄赠中国中医研究院，著名中医专家王雪苔、马继兴先生对之高度关注，几经寻访，最后将其整理出版，引起了国内外专家学者的极大关注。2008 年，我又将张大昌入室弟子及私淑弟子的 21 本《辅行诀》抄本整理成册，命名为《〈辅行诀五脏用药法要〉传承集》出版发行。随后，学术界和民间对《辅行诀》的关注便逐渐多起来。

　　《辅行诀》虽是梁·陶弘景所著，但却记载了很多关于伊尹《汤液经法》和张仲景《伤寒杂病论》的资料。《辅行诀》原文有言："汉晋以还，诸名医辈，张机、卫汜、华元化、吴普、皇甫玄晏、支法师、葛稚川、范将军等，皆当代名贤，咸师式此《汤液经法》，愍救疾苦，造福含灵。"所以，《伤寒杂病论》是张仲景在《汤液经法》一书的基础上勤求博采而撰成的，很多仲景经方也都能在《汤液经法》中找到影子，例如桂枝汤与小阳旦汤、小柴胡汤与大阴旦汤等。汤液经法图是《汤液经法》的关键枢机，陶弘景曾说："此图（汤液经法图）乃《汤液经法》尽要之妙，学者能谙于此，医道毕矣。"今天，看到金锐博士在研究和思考汤液经法图，我是很高兴的。

　　我曾说过，《辅行诀》不管是对中医临床还是中医文献而言，都是极为宝贵的财富。为了保护好这个财富，我们运用校读法，对这些传抄本的语言特点、某些中医理论出现的时代先后以及文史哲医各种知识进行综合考察、鉴别考证，尝试修复敦煌原卷的面貌，这是我的专业。而金锐博士是西苑医院的一名临床中药师，是每天都要与成百上千张中药处方打交道的一线医务人员，怎样理解汤液经法图的原理，怎样将其应用于识方解方，又或者是采用数学逻辑来思考汤液经法图的原理，是他的专长。所以，他从自己的思路出发去研究汤液经法图，我认为也是很好的尝试。

当然，由于《辅行诀》原卷已毁，不同学者对《辅行诀》和汤液经法图的理解可能会有不同，但学术争鸣总是好的。我的原则是，坚持学术民主，百家争鸣，文责自负。希望金锐博士能够始终秉承严谨求实、脚踏实地的学术风格，把《辅行诀》和汤液经法图的精华发扬光大！

著名中医训诂学家，北京中医药大学教授 钱超尘

辛丑年五月二十日于北京

序

四

中医药是中国古代几千年健康养生理念与防治疾病实践的结晶，在中华文化的体系中扮演着重要角色。历史上，中华民族的医药先贤们从蒙昧与未知出发，一路披荆斩棘，以勇敢的探索精神构建出了博大精深的传统中医药理论体系。回顾过去，传统医药理论的历史就是一部不断开拓创新的历史，我们当今关注中医药问题的学者也应当效法先贤，锐意创新，不断探索中医药学发展的新道路。

金锐老师对汤液经法图的研究就是这样一项有创新性的理论研究。汤液经法图被认为是《汤液经法》的枢要，是张仲景《伤寒杂病论》经方配伍的本源理论之一，具有十分重要的理论和实践价值。但由于载有汤液经法图的重要典籍《汤液经法》散佚，转引该图的《辅行诀》原卷及抄本也几经损毁，与图配合的原始理论缺失严重，多年以来大家只知有图而不知何解，闻者甚众而识者罕有。金锐老师在对汤液经法图的观察中敏锐地感知到了图中所蕴含的配伍组方规律，并下大力气辛勤耕耘，如今在这一问题上已经有数年的积累，总结出了大量有价值的心得。

本人有幸受邀与金锐老师一起就汤液经法图中五味与五行的"体""用""化"及"化合"规律问题开展过一段时间的研究。在与金锐老师共同探讨学习的过程中，我作为一个仅接受过现代医药科研训练而缺乏传统中医药理论素养的研究者，也被汤液经法图背后所蕴含的庞大理论体系所吸引。医学作为满足人类根本需求的重要学科，在任何时代都要与当时最先进的研究工具相结合。《素问·上古天真论》中载"上古之人，其知道者，法于阴阳，和于术数"，术数理论作为一种基础数学工具，在中华传统文化的很多领域中扮演了重要角色，在中医药学方面也不例外。从目前有限的研究来看，汤液经法图除了传统的阴阳五行生克制化理论，还使用了"河图""洛书"的数理计算工具，体现了制图者对中药配伍组方规律的总结，也显示了先辈们为配伍组方建立术数数理逻辑的雄心。对汤液经法图的研究，不仅可以帮助我们更好地解读古方配伍，还可以帮助我们利用这种规律组出新的"经方"并进行科学验证，甚至寻找经方背后的物质规律，拓展当代中医药学研究的视野。

　　本书从金锐老师个人的学习心得出发，讲历史、讲理论、讲实践，不仅分享了他对汤液经法图的深入理解，还兼具了趣味性与可读性，十分适合对中医药传统理论有兴趣的读者。

　　当前，中医药学的发展正面临前所未有的历史机遇与现实挑战，希望我们新一代的中医药研究者，有越来越多的人能像金锐老师一样，大胆尝试，严谨论证，采用新的研究方法，开拓新的研究视角，给中医药学这座不朽的大厦不断添砖加瓦。

北京大学医药管理国际研究中心研究员

2021 年 8 月 8 日于北京

　　敦煌是古丝绸之路上的重镇，地处甘肃西北部，《史记·大宛列传》载，张骞出使西域归来后给汉武帝禀奏时提到"始月氏居敦煌、祁连间"。自汉代始，敦煌便是中原通往西域的重要门户，为中西方贸易的中心和中转站，各国使臣、将士、商贾、僧侣络绎不绝，中原文化、佛教文化、西亚和中亚文化在这里汇聚交融，使得敦煌成为"华戎所交一大都会"，文化粲然。其中最突出、最具有代表性的文化遗产，就是敦煌莫高窟。敦煌莫高窟始建于前秦，后经过隋朝、唐朝、五代十国、西夏、元朝等历代的兴建，历时千年，形成了规模巨大的洞窟群，是建筑、雕塑、壁画三者结合的立体艺术成果。

　　1900 年，莫高窟的主持道士王圆箓在清除第 16 窟甬道积沙时，偶然发现甬道北壁有一小窟，并在其内发现了 5 万余卷的敦煌遗书。由于当时政府的腐败无能，1907 年至 1915 年间，英国人斯坦因、法国人伯希和、日本人吉川小一郎、俄国人奥登堡、美国人华尔纳等，纷至沓来，以骗购等手法，掠夺了藏经洞中的四万余件文物，这些文物现存于伦敦、巴黎、东京、圣彼得堡等地。劫余部分大约有万余件，或留存于国内的博物馆，或散落民间。这些文物中，大部分是经卷文书，包括佛教文书、官府文书、道教典籍、摩尼教典籍、社会经济文书、文学作品、启蒙读物等，还有若干铜佛、法器、绢画和壁画等。

　　藏经洞的文物中有 130 余卷医书，包括《伤寒论》残卷、《新修本草》残卷、《平脉略例》、《素问·三部九候论》、《张仲景五脏论》、《玄感脉经》和《明堂五脏论》等。除此之外，绚丽多彩的敦煌壁画中也有很多医学内容，如运动、练功、卫生保健、疾病诊疗等。这些都是祖国医学的重要组成部分。国内的医学界同仁也出版了《敦煌古医籍考释》《敦煌医粹》《敦煌石窟秘藏医方》《敦煌中医药全书》《敦煌佛儒道相关医书释要》《俄罗斯藏敦煌医药文献释要》《〈辅行诀五脏用药法要〉传承集》《敦煌吐鲁番医药文献新辑校》等著作，甘肃中医药大学自1998年始开设实用敦煌医学课程（甘肃省教育厅重点教改项目），凡此种种，皆继承发扬了敦煌遗书中的医学遗产。

敦煌遗书中的医学经卷，有一些是早已散佚或从未有过记载的古代医籍，例如《张仲景五脏论》《明堂五脏论》《玄感脉经》等。金锐博士研究的《辅行诀》（原名《辅行诀脏腑用药法要》），即属于这一类。从内容上看，《辅行诀》是藏经洞道家医学典籍的一部分，有浓厚的道家文化色彩，例如二旦方、四神方。从发现历程上看，这本书没有被国外强盗掠去，而是被王圆箓卖与河北人张偓南，并被张偓南作为家学世代珍藏，直至1966年在"文革"中被毁。1974年，张偓南之孙张大昌先生将其手抄本寄赠中国中医研究院，才使得这个珍本得以出版传播。据张大昌先生说，《辅行诀》是写在"绫子"上的，长约一丈二三，高尺许，卷首有三皇四神二十八星宿象。《辅行诀》可以算是敦煌医学文献中的代表性佳作，是研究敦煌医学的重要载体，多年来，很多学者如张大昌、王雪苔、马继兴、王淑民、丛春雨、钱超尘、赵怀舟、衣之镖等均对其颇有研究，我本人也对其进行过相关研究，并将书中的理论应用于临床。

金锐博士是甘肃兰州人，天资聪颖，从小就受到敦煌文化的影响，有着西北人的本心与热情。他毕业后留在北京工作，工作刻苦努力，很有成绩，现为中国中医科学院西苑医院药学部副主任药师、临床药学负责人，多年来一直重点关注并研究敦煌医学之《辅行诀》，其积极主动的工作精神令我很感动。作为一名在临床工作的医务人员，他研究《辅行诀》的方法不是残卷修复，而是理解、阐释和应用其中诊病用药的原理，是对《辅行诀》原本收录的医方的拓展和思考。金锐博士从"五脏虚实辨证"与"五味补泻用药"的角度，对《辅行诀》收录的"汤液经法图"所蕴含的中医方剂组方配伍内涵进行了较深入的研究，并重新解析了常用的经方时方 80 余首。

我认为，敦煌医学的研究也应该百家争鸣、百花齐放，我们应该鼓励年轻人积极研究与探索，让他们为敦煌医学的研究发展多做贡献。

承蒙金锐博士盛情邀请，欣然作序。祝愿金博士事业更有成！多为敦煌医学的发展添砖加瓦！

甘肃中医药大学敦煌医学研究所副所长，
甘肃省文史研究馆研究员

2021 年 10 月 12 日于金城

自序

　　凡学医者，必先明医理，而后针药灸石可用，外感内伤可治。欲明医理，必博闻笃学于外而融会贯通于内，或古或今，或中或西，各随其愿，各存所见。然法有先后，理有深浅，道有大小，不可不察。《道德经》曰："执古之道，以御今之有。能知古始，是谓道纪。"《素书》曰："推古验今，所以不惑。先揆后度，所以应卒。"故窃尝思之，燧人观斗极，伏羲画八卦，神农尝百草，伊尹立庖厨，黄帝岐伯论经脉、详义理，皆古圣人开天明道。诸名医辈，如扁鹊、仓公、华佗、仲景，皆勤求古训，博采众方，依古圣之良法，发前人之未发，乃有所成。是故医理之探究，在古而不在今，在中而不在西。

　　灵胎有言："古圣人之治病也，通于天地之故，究乎性命之源，经络脏腑气血骨脉，洞然如见，然后察其受病之由，用药以驱除而调剂之，其中自有玄机妙悟，不可得而言喻者。"诚然，医乃小道，义精理奥，非浅闻寡见所能及也。而历代医家高下相参，各有所长所短，论述医理或详或简，或明或暗，既有至理名言，亦有深乖圣贤本意之处，非详究洞微所能别也。嗟乎，世人皆以尊古守古为易，发明立说为难，岂非反焉？尊古守古，非一概信之，必须审辨真伪，分别粗细，探赜索隐，穷幽洞微，明其精义而后述之，实其难也！故于茫茫书海之中，余蒙蒙追寻，苦苦思索，皆不觉得道。幸于求学期间寻得敦煌遗书《辅行诀》，细细读来，义简而言深，尤以一图甚为精妙，曰汤液经法图，乃伊尹所作，难以忘怀，遂时时学之思之，希冀有所体悟。业医之后，每日识方阅药，屡见效与不效，又遇数位良师启蒙，与同道益友切磋，终能有些许愚知。

夫汤液经法图，其文简，其义奥，实为既知其方为方，又知其方之所以为方之法式。所谓木火土金水，肝心脾肺肾，辛咸甘酸苦，虚者补之，实者泻之，虚实夹杂则补泻兼施是也。或曰，肝木虚则辛补之，肝木实则酸泻之，肝木虚实夹杂则辛酸甘配伍调之，其余心火、脾土、肺金、肾水，皆仿此成法。以此图解方，则补泻自清，多少自明，而君臣佐使自在其中，颇有醍醐灌顶之感。汪昂有言，方之有解，始于成无己。窃以为，无己取《素问》《难经》而诠仲景方之意，却不解仲景师此《汤液经法》而成仲景方之理，孰高孰低，一目了然。

万千世界，医书何其多，方药何其繁，其病变，其证变，其方变，其药亦变，唯理不变，法当以不变应万变。正所谓，知其要者，一言而终；不知其要，流散无穷。

嗟乎！大道至简，大象若隐，远在天边，近在眼前。汤液经法图，当为医方之根源，配伍之枢机，至真大要也！遂管中窥豹，试解一二，倘有些许真知之言，或可决嫌疑，正视听哉？

小金药师
辛丑年五月于西苑医院

前言

　　中医药的生命在于临床疗效，而临床疗效的载体之一，就是一张张中药处方。为什么有的处方有效，有的处方无效，有的处方效果好，有的处方效果不好呢？答案就在于组方配伍。何谓组方配伍？君臣佐使是也。何谓君臣佐使？主病之为君，佐君之为臣，应臣之为佐使是也。但是，君臣佐使只是一个配伍框架，真正的组方配伍还需要更为精确的信息，例如全方共多少味药，组方选哪个药，药性怎么分布，用量怎么协调等。所以，一个优秀的中药组方，一定要在整体顶层设计下，完成一个精准的配伍，而不应该任意合方和随意加减。那么，怎样实现这种精准的组方配伍呢？答案很可能就藏在一张古图中，即汤液经法图。

　　汤液经法图从散佚到再现，可谓惊心动魄，其间至少有三劫。第一劫，汤液经法图相传是商·伊尹所著《汤液经法》的关键原理图，但《汤液经法》原书早已散佚，无法得见。幸运的是，这个图通过梁·陶弘景所著《辅行诀》的转引而保留下来。第二劫，《辅行诀》本身也非传世医书，而是敦煌遗书，散落在莫高窟藏经洞的众多历史之物中，险些被外国强盗掠走。幸运的是，《辅行诀》一书是敦煌莫高窟藏经洞数量众多的各种经卷、绢画、佛像等文化瑰宝中，未被外国强盗掠走的那一小部分。根据史料记载，该书曾为法国人伯希和所看中，但在装垛起运时被道士王圆箓暗中扣下，并于1918年卖与医家张偓南。第三劫，张偓南将《辅行诀》装裱并作为家学世代传承，但该书于1966年被毁。幸运的是，张偓南之孙张大昌2次将该书手抄本寄赠至当时的中国中医研究院，医史文献学家王雪苔、马继兴、钱超尘等经过考证校注和不懈努力，最终使此图得以再现。

汤液经法图的实质，就是在阴阳五行理论框架下诊病用药的原理。但是，与现有的辨证论治理论所不同的是，在疾病诊断方面，汤液经法图侧重于八纲辨证中的虚实辨证，以五脏虚实确定病因病机。在组方用药方面，汤液经法图侧重于药性理论中的五味，以五味补泻确定治则治法。而就某一脏腑的病证来说，虚证当补之，实证当泻之，虚实夹杂则补泻兼施，辅以化味调之，以此来综合配伍组方。例如，肝应风应木，风邪外感引起的恶风、头痛、汗出属于肝虚为主的虚实夹杂病证，于是以辛味补肝（桂枝和生姜）为主，以酸味泻肝（芍药）和甘味调肝缓肝（甘草和大枣）为辅，即成桂枝汤，用以祛风解表，配伍结构为"二辛一酸二甘"。如遇到"项背强及几几"的患者，则增加辛味药麻黄辛温疏风，增加甘味药葛根柔筋缓急，即成葛根汤，用以解表舒筋，配伍结构为"三辛一酸三甘"。由此可见，运用汤液经法图原理识方解方，精准有效，一目了然。

近年来，国家相继出台了《中共中央国务院关于促进中医药传承创新发展的意见》《关于加快中医药特色发展的若干政策措施》（国办发〔2021〕3号）等政策文件，力推中医药高质量发展，多次提及应传承中医药精华，强化中医药思维。什么是中医药精华？符合整体观和辨证观的中医药理论就是中医药精华。什么是中医药思维？用中医药理论指导临床治疗就是中医药思维。根据考证，汤液经法图的起源很可能早于《伤寒杂病论》，它是经方学术的源头，是组方配伍理论的精华，但由于未能有效传承，故少见于历代医书和本草。所以，它是一个历史悠久的"新"理论，有不同于主流认识的"新"内容，也就需要"新"认识和"新"研究。

全书采用讲稿的方式，对汤液经法图的基本原理和内容进行讲解，采用汤液经法图理论体系，对至少80个常用经方、时方的五脏补泻特点进行分析。全书分为25讲，首先解读汤液经法图的基本原理，接着按照肝木、心火、脾土、肺金、肾水的顺序进行各脏腑治疗方的解析，并在其中穿插讲解五味配伍化合理论、中药五行属性、《辅行诀》中的术数内容等，帮助读者全面理解汤液经法图的内涵。

当然，对于这个历史悠久的"新"理论，我们的认识也刚刚起步，会有疏漏，会有错误，也需要在不断的研究和实践中修订和完善。希望大家都能关注、学习、理解和运用汤液经法图，也欢迎大家提出有建设性的学术意见，共同参与到汤液经法图的学术讨论中来，共同发扬传统中医药理论的精华！

本书的出版得到了中国中医科学院科技创新工程项目（CI2021A00101）和首都卫生发展科研专项（首发 2020 – 2 – 2081）的资助，在此致谢！

金　锐

2021 年 6 月

目录

第一讲

汤液经法图是什么？来自哪里？

从这节课开始，我们正式开始讲"汤液经法图"。

这个图呢，其实我在中国药科大学读本科的时候，大约是 2006 年，就见过，但是没看懂，找了一些解读和探秘的网络文章，还是没看懂，所以，就给搁下了。读研究生时，忙得没时间，也没顾上再深入研究。直到工作以后，思考问题更加独立了，敢于破旧立新了，敢于否定之否定了，才算是慢慢有所理解。

所以，在正式讲汤液经法图之前，我先要提醒大家，如果想真正看懂汤液经法图，一定要敢于破旧立新。破什么旧？破书本上、课堂上你学到的那些旧。立什么新？立汤液经法图的新。

实际上，汤液经法图很可能比你所学的那些中药学知识，要更加接近中药方术的本原。所以，从历史源流的角度看，汤液经法图才是源，才是根本。

目前，对于汤液经法图，我也研究一段时间了，尝试了几种方法，发表了几篇文章，但是仍然感觉刚刚入门，需要学习、思考、领悟的东西还有很多。

接下来，就让我带着大家学习一下汤液经法图。

首先，我们来看一下汤液经法图，好有个主观印象。汤液经法图的手抄版是这样的：

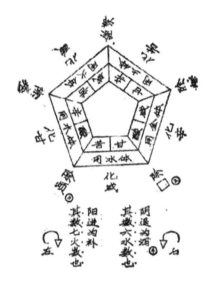

汤液经法图手抄版

（图源网络，原图收录于马继兴主编的《敦煌古医籍考释》）

参考《〈辅行诀五脏用药法要〉传承集》，我把它重新画了一下，变成了这样：

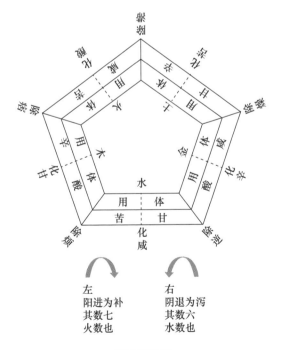

汤液经法图

看了这个图，大家有什么感觉吗？我想，大家刚开始一定有看不懂的地方，感觉必须要有配套文字或案例才能理解。但是至少我们可以看出，这个图包含有两个方面的信息。

第一个方面的信息，是五味，即辛、咸、甘、酸、苦。

现有的中药药性理论包含的内容很多，有四气（寒热温凉），有五味，有归经，有升降沉浮，有毒性，而在汤液经法图里，只有五味，这说明什么？说明在所有的中药药性理论内容中，最重要的，就是五味。

你也可以这样想，中药大都是吃进去的，吃到嘴里的东西，能吃出寒性或热性吗？能吃出归哪个经吗？能吃出大毒、小毒吗？都不能。但是一定能吃出味道，比如酸味、咸味或甜味这样的味道！

当然了，热的东西和凉的东西，只是服用温度的差异，不能代表寒热药性。

从汤液经法图包含的五味信息来看，这个图与药有关，与治疗有关。

第二个方面的信息，是五行。

从几何角度看，汤液经法图其实是一个五边形，在这个五边形的内边，写着木、火、土、金、水 5 个字。这 5 个字代表什么呢？代表很多信息，比如五脏。

中医学上讲，五脏六腑是构成人体的重要脏器，但五脏六腑不仅仅是具体的脏器，还是一个一个的功能模块，分司着不同的人体功能。其中，五脏包括肝、心、脾、肺、肾。五脏与五行的对应关系是：肝代表木，心代表火，脾代表土，肺代表金，肾代表水。简单表述就是：肝木、心火、脾土、肺金和肾水。

我们说，2020 庚子年金运太过，肺金和肝木（金克木）都容易出问题，体现的就是这样的对应关系。

从汤液经法图包含的五行、五脏信息来看，这个图与病有关，与诊断有关。

所以，汤液经法图就是一个既与疾病诊断有关，又与治疗用药有关的图。也就是说，汤液经法图所代表的是一个完整的诊疗体系，有什么样的病，选什么样的药，都在图里面有表示。单这一点，汤液经法图就把君臣佐使配伍理论甩开好几条街。

接下来，我们讲讲这个图是从哪里来的。

一个故事，总要有时间、地点和人物三要素。我们这个故事，时间起点是 1897 年，地点是敦煌，人物是一个道士，名字叫作王圆箓。

1897 年，也就是光绪二十三年，一个名叫王圆箓的道士来到了敦煌莫高窟，并在此定居下来。敦煌，地处祖国西北部，现在只是一个并不起眼的小城市，但在丝绸之路盛行的时候，却是连接东西方贸易的咽喉，是丝绸之路上的明珠。

王道士在敦煌莫高窟住下来，供奉香火，收受布施，并且意外地发现了一个神秘的洞窟，即大家现在熟知的藏经洞（第 17 窟），根据王道士自己的说法，藏经洞"内藏古经万卷"。

是的，藏经洞里藏有中国传统的四书五经、经史子集，以及佛教、道教的大量珍贵历史文物，具体包括壁画、经卷、绢画、佛像等，有五万多件。

想看这些历史文物的，可登录"数字敦煌"官方网站查看。

话说回来，这么多珍贵文物最后哪儿去了呢？大家都知道，在那个时候，神州大地支离破碎，而这么多的珍贵文物，就是被一批又一批的外国强盗，打着探险、考古和测绘的幌子，连骗带偷抢走了。

1907 年，英国人斯坦因来了，劫走几十箱，据说打包就花了 7 天；

1908 年，法国人伯希和来了，劫走几十箱，据说仅经卷就有 7000 多卷，全是上乘之品；

1911 年，日本人吉川小一郎来了，劫走十几箱；

1914 年，俄国人奥登堡来了，掠夺数量不详；英国人斯坦因又来了，又掠夺走一部分。

据说，王道士也曾经向当时的知县和县令反映过，甚至还给老佛爷写了密信，但是，都没用。

接下来，重点来了。

1918 年，一个叫张偓南的医生，去兰州探望朋友时顺道去敦煌莫高窟参观，路遇大风，便在王道士家借宿。两人闲谈时，王道士得知张偓南行医，便将自己藏下的一卷医书卖给了张偓南。这卷医书即《辅行诀》，是梁·陶弘景写的。

张偓南知道这是难得的古书，便将这卷医书珍藏在家里，成了代代相传的家学，并传给了孙子张大昌，教其治病救人。受家传影响，加上勤奋好学，张大昌很快就成了小有名气的民间中医，还担任了原河北省中医研究院的通讯研究员。

1965 年、1974 年，张大昌两次将《辅行诀》手抄本寄送至中国中医研究院（现中国中医科学院），希望将其献给国家，以利后学，挽救时弊。后来，经过王雪苔、马继兴、钱超尘等文献大家的不懈努力，这本书才得以刊印流传。

大家现在就可以在京东、当当网上买到《辅行诀》相关图书。

在这本张大昌家传的《辅行诀》里面，收录了一些更早时期的医学内容，这就是我们的主角——汤液经法图。这个图被《辅行诀》所引，但不是陶弘景所作。那它是谁作的呢？据传是伊尹所作，汤液经法图就是伊尹所著《汤液经法》里面的配图。

伊尹是谁呢？伊尹是厨师的祖师爷，被称为"中华厨祖"。其实呢，伊尹是一个圣人，不仅仅会做饭，而且还懂用药，撰写过《汤液经法》，可惜原书已佚。

幸运的是，由于陶弘景的转载，《汤液经法》里面的汤液经法图被保留了下来。在《辅行诀》里面，陶弘景这样说："此图乃《汤液经法》尽要之妙，学者能谙于此，医道毕矣。"足见这幅图的重要性。

这就是汤液经法图的来历，不可谓不曲折。假如这个过程中稍有闪失，比如《辅行诀》被外国强盗掠走了，或者王道士没有将《辅行诀》卖给医生，抑或张大昌没有将《辅行诀》献给中国中医科学院，抑或没有人将《辅行诀》校对出版，等等，只要有一个闪失，今天这篇文章就不存在了。说真的，想想都觉后背发凉。

试想一下，在英国博物馆、法国博物馆里陈列的敦煌文物中，还有没有国内失传的重要医学古籍呢？

所以说，在敦煌藏经洞的数万珍贵文物被帝国主义列强掠夺这么多次后，这本书还能传下来，这张图还能传下来，实属万幸。我们要好好珍惜，将之发扬光大。

本节课就讲到这里，下次我教大家看懂汤液经法图的结构。

第二讲

通过虚实认识疾病，采用补泻治疗疾病

本节课我们讲一下汤液经法图的结构和内容。

我们一直在说，汤液经法图是一个完整的疾病诊断和治疗的方法学体系，包含了疾病的诊断，也包含了疾病的治疗，那这是什么意思呢？很简单，医学的目的，就是认识和治疗疾病。不同的医学，有不同的认识疾病的方法。现代医学认识疾病，有现代医学的方法；中医学认识疾病，有中医学的方法。

接下来，我们先看看这些方法。

比如说，一个人出现发热、流鼻涕和嗓子疼等症状，现代医学认为，这是由细小的病原体（要么是病毒，要么是细菌，要么是别的什么）造成的，并且将其定义为上呼吸道感染。对于这个疾病，现代医学的治疗办法要么是等待人体免疫力战胜它，要么是用一些缓解症状的药物，要么是用一些抗病原体的药物。这是一个完整的疾病认识和治疗链条。

从传统中医学角度看，一个人出现发热、流鼻涕和嗓子疼等，也是外邪侵入机体所致，只不过这种外邪，不是细小的病原体，而是外感六淫，即风、寒、暑、湿、燥、火。这是肉眼看不到的无形邪气。

也许有人会说，既然看不到，那又是怎么知道的呢？

这就奇怪了，看不到的东西就不存在吗？引力就看不到，可引力却真实存在。风也看不到，可风也依然存在，而且我们可以通过树叶、尘沙、旗子的变化，来认识风。光分为可见光和不可见光，什么是不可见光呢？

就是你看不到但又确实存在的光波。所以，很多真实存在的东西，我们都是看不见的。

既然看不到，那想要了解这些东西，就只能通过思考了。所以，只有不会思考的人，才会相信看不到的东西就不存在。

想更进一步了解的，可以看看《道德经》《庄子》，或者《关尹子》，华夏先哲把这个事说得很清楚，我们就不再展开论述了。

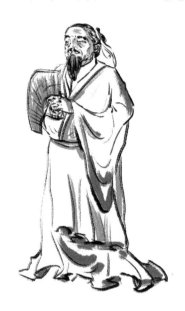

老子

言归正传，从中医学角度看，感冒是由外感六淫无形邪气引起的，相应地，就采取疏风、散寒、祛暑、化湿、润燥、清热等方法来治疗。这些邪气可以单一致病，也可以混合致病。在治疗上，如果是风寒感冒，就选用辛温解表药或方，如麻黄、桂枝、紫苏叶、荆芥穗、风寒感冒颗粒、通宣理肺丸等。如果是风热感冒，就选用辛凉解表药或方，如金银花、连翘、柴胡、薄荷、双黄连口服液、银翘解毒丸等。

现代医学和中医学对感冒的认识和治疗，就是上面这个思路，但是，汤液经法图体系不是这样理解的。

在汤液经法图里，所有的疾病都是通过五脏虚实来认识的。五脏有肝、心、脾、肺、肾5个，再分别考虑虚证和实证，一共是10种病证，或者叫作10种疾病状态。如下。

肝木：肝虚病证、肝实病证

心火：心虚病证、心实病证

脾土：脾虚病证、脾实病证

肺金：肺虚病证、肺实病证

肾水：肾虚病证、肾实病证

注意，这些概念里面，有些现在很常用，比如说脾虚、肾虚，有些已经不常用了，比如说肝虚、脾实。现在一般理解的脾虚，与这里的脾虚，相似但不完全相同，大家先理解到这一点就行，具体哪些内容相同，哪些内容不同，等讲到具体的方子，就理解了。

既然疾病已经被分类了，那么相应地，就要采取或补或泻的方法来治疗了。虚证用补，实证用泻。

肝木：肝虚病证——补肝木

　　　　肝实病证——泻肝木

心火：心虚病证——补心火

　　　　心实病证——泻心火

脾土：脾虚病证——补脾土

　　　　脾实病证——泻脾土

肺金：肺虚病证——补肺金

　　　　肺实病证——泻肺金

肾水：肾虚病证——补肾水

　　　　肾实病证——泻肾水

简单来说，就是通过虚实认识疾病，采用补泻治疗疾病，虚则补之，实则泻之。

这就是汤液经法图体系对疾病的认识方法。无论外感病或内伤病，都要纳入汤液经法图体系，也都可以纳入这个体系。接下来的所有讨论，都是围绕着这个汤液经法图体系对疾病的认识方法来展开，请大家理解这个方法，记住肝、心、脾、肺、肾、虚、实、补、泻这些术语。

接下来，我们用汤液经法图体系来认识感冒。

刚才说了，从外感六淫角度看，感冒有风邪感冒、寒邪感冒、暑邪感冒、湿邪感冒、燥邪感冒和热邪感冒。为了大家容易理解，我们就以一种感冒——风邪感冒为例，进行分析。

风邪感冒是哪个脏腑的病呢？是虚证还是实证呢？为了搞清楚这个问题，我们先来看几段《黄帝内经》的经文。

《素问·五运行大论》载："帝曰：寒暑燥湿风火，在人合之奈何？其于万物何以生化？岐伯曰：东方生风，风生木，木生酸，酸生肝，肝生筋，筋生心……"

《素问·阴阳应象大论》载："帝曰：余闻上古圣人，论理人形，列别脏腑，端络经脉……四时阴阳，尽有经纪；外内之应，皆有表里。其信然乎？岐伯对曰：东方生风，风生木，木生酸，酸生肝，肝生筋，筋生心，肝主目……"

《素问·五常政大论》载："敷和之纪，木德周行，阳舒阴布，五化宣平，其气端，其性随，其用曲直，其化生荣，其类草木，其政发散，其候温和，其令风，其脏肝，肝其畏清，其主目，其谷麻，其果李，其实核，其应春……"

看到了吗？风邪引起的疾病，应该归属于肝，这里面不仅包括风邪感冒，还包括其他疾病。我们常说的厥阴风木、肝风内动，其实也是提示我们风、木、肝三者的关联性很高。

那么，风邪感冒是虚证还是实证呢？这一点，可以根据《辅行诀》的记载来判断。

在《辅行诀》中有"肝虚则恐，实则怒"的记载，同时肝虚病证的表现有"心中恐疑""气上冲心""汗出""心悸""头晕目眩"等，肝实病证的表现有"胁痛腹痛""头痛""易怒"等。从这些内容来看，恶风、汗出、鼻塞为主的风邪感冒，应以肝虚证为主。

于是，风邪感冒就与肝虚病证对应起来，治疗上应该补肝木。具体怎么补肝木呢？我们接着来看。

根据《辅行诀》的记载，"肝德在散，以辛补之，酸泻之，甘缓之"。也就是说，补肝木应该选择以辛味药为主、甘味药和酸味药为辅的组方策略。也就是在汤液经法图里，左下角的那个区域。

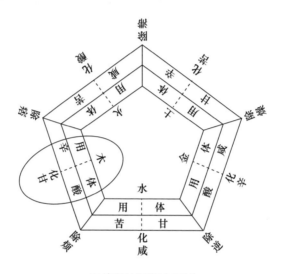

汤液经法图肝木区域

那么，历史上治疗风邪感冒的中药复方，是这样组方的吗？

是的！比如说，桂枝汤。

桂枝汤是《伤寒杂病论》里面治疗太阳中风的经典方，具有辛温解表、调和营卫的功效，主治头痛发热、汗出恶风、鼻鸣干呕、苔白不渴、脉浮缓或浮弱者，临床常用于治疗感冒、流行性感冒、原因不明的低热等，是一个经典的治疗风邪感冒的方子。

桂枝汤的组成是什么呢？桂枝三两，芍药三两，甘草二两，生姜三两，大枣十二枚。其中，桂枝味辛，芍药味酸，甘草味甘，生姜味辛，大枣味甘。算一下，两个辛味药，两个甘味药，一个酸味药。而且，从用量上看，两个辛味药的用量之和，是酸味药用量的两倍，保证了全方以辛味和甘味为主。

在汤液经法图的肝木区域（见上图），辛味在上，酸味在下，甘味在二者之间。我们可以对图形稍加变换，将肝木区域的辛味、酸味和甘味以如下方式显示出来。

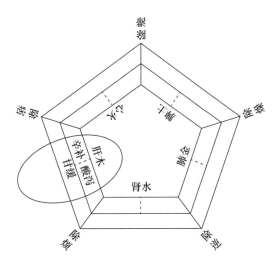

汤液经法图肝木区域转换版

把桂枝/生姜、芍药、甘草/大枣 3 组药物填在这张图里的辛味、酸味和甘味区域，再标上展示整体方剂补泻作用的大箭头（全方以补为主，箭头顺时针；全方以泻为主，箭头逆时针），就会得到下面样子的一张图。

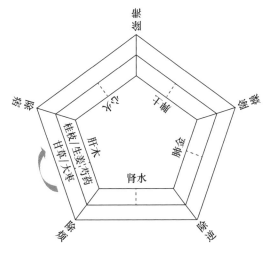

桂枝汤配伍原理图

这就是用汤液经法图所表示的桂枝汤。

一直以来，学术界都在争论，为什么桂枝汤里面要加芍药呢？一个酸收酸敛的药，放在一个辛散解表的方剂里，是何用意？为什么不放一个苦味清热药在里面？诸如此类问题，如果用汤液经法图理论体系来解释，是一目了然的，因为辛补肝，酸泻肝，辛酸化甘能缓肝，所以，我们要用"辛－酸－甘"的组合治疗肝虚病证，而不用苦，不用咸。

这种"辛－酸－甘"的组合，也正是桂枝汤调和营卫的源头，有补有泻，有散有收，才能调和。一味地狂补狂泻，只能是猛攻，没法调和。就像谈判调解，双方都要有回旋的余地才行，单纯的一方强势、另一方让步，那不是谈判调解。从这个角度看，桂枝汤也可以称为是补泻兼施。

所以我们说，治疗太阳中风表证的桂枝汤，就是一个典型的以补肝木为主、补泻兼施的治疗方剂。这个案例还给我们两点启示：第一，汤液经法图不是虚构的，它有坚实的理论基础和很高的应用价值；第二，《伤寒杂病论》与汤液经法图同宗同源，密切相关。

好了，本节课就讲到这里。

第三讲

桂枝汤、葛根汤、川芎茶调散和柴胡疏肝散

在上一节课里，我们讲了汤液经法图的疾病诊疗思路，即通过虚实认识疾病，采用补泻治疗疾病，准确地说，是通过五脏虚实认识疾病，采用五味补泻治疗疾病。

什么是五脏虚实？如肝虚、心虚、脾实、肾实等，就是五脏的虚实。所有的疾病，都可以纳入五脏虚实辨证体系来认识，来定位。定位之后就可以采取相应的治疗，虚则补之，实则泻之，很简单。

例如，风邪感冒属于肝虚病证，虚则补之，应该采取补肝木的方法治疗，简称为补肝。怎么补肝呢？根据《辅行诀》的记载，"肝德在散，以辛补之，酸泻之，甘缓之"。其中，辛味中药补肝，酸味中药泻肝，甘味中药缓肝。所以，要想补肝，就得以辛味中药为主，配伍酸味中药和甘味中药，代表方就是桂枝汤。

有人可能会问，根据《中国药典》的记载，桂枝药性是"辛、甘、温"，为什么我们将其定义为辛味药而不是甘味药呢？这个问题的答案，我们将在未来的课程中慢慢展开。大家现在只需要记住，中药可以有多重药味，但是其中一定有一个主导药味。桂枝的主导药味就是辛味。

还有人可能会问，既然是辛味补肝，那我能不能直接单用辛味药来补肝，不用酸味药和甘味药呢？答：能，但是治疗上会显得单一，不够丰富。

有没有只用辛味药补肝的方子呢？当然有，例如麻黄附子细辛汤。本方温阳散寒解表，用于外寒阳虚证。但是大家想想，真实临床上，适合单用麻黄附子细辛汤的患者有多少呢？不适合单用麻黄附子细辛汤而需要将之加减或联合其他方剂的患者又有多少呢？所以，只有复杂的补泻兼施组方，才能应对临床上复杂的病证。我们研究汤液经法图就是为了搞清楚怎样去组一个应对复杂病证的复杂组方。

好，再说回桂枝汤。桂枝汤是一个由辛味药、酸味药和甘味药组成的补肝之方，准确地说，是"二辛一酸二甘"的补肝之方，由 2 个辛味药、1 个酸味药和 2 个甘味药组成。大家记住这种表述方式，以后我们会经常用到。

桂枝汤是补肝之方，用于治疗出现头痛发热、汗出恶风、鼻鸣干呕的风邪感冒。那么，还有没有其他类似的补肝之方呢？这里的类似，指的是同样由辛味药、酸味药和甘味药组成。还有没有呢？

有的，不仅有，而且很多。我们今天再来讲一讲其中比较有名的 3 首方——葛根汤、川芎茶调散和柴胡疏肝散。也许讲完以后，大家就会对"辛－酸－甘"的补肝配伍有更深的认识。

首先，我们来看葛根汤。

葛根汤是《伤寒杂病论》中用于治疗太阳表证的代表方之一，全方由葛根、麻黄、桂枝、生姜、芍药、甘草和大枣组成。分析一下药物组成可知，葛根汤是"辛－酸－甘"的配伍。其中，麻黄、桂枝和生姜味辛，芍药味酸，葛根、甘草和大枣味甘，这是一个"三辛一酸三甘"的配伍结构。当然，葛根汤本身就包含桂枝汤的成分，是在桂枝汤基础上，增加了麻黄和葛根而成的。

从应用上看，葛根汤用于"恶风无汗""项背强几几""欲作刚痉"等症状，其中，"恶风"提示与风邪致病有关，"项背强"和"刚痉"为肌肉筋脉拘挛所致病证，提示与肝主筋有关。

所以，"三辛一酸三甘"的配伍结构，以及补肝的辛味药多于泻肝的酸味药，决定了葛根汤也是一个典型的补肝之方，在解表散寒的同时，侧重于治疗外感风邪引起的筋脉拘挛。

按照与桂枝汤一样的思路，我们把葛根汤填在汤液经法图中，如下。

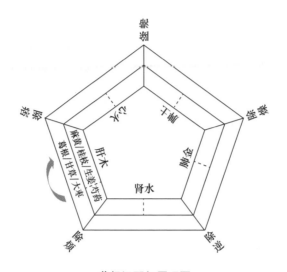

葛根汤配伍原理图

接着，我们看看川芎茶调散。

川芎茶调散来源于《太平惠民和剂局方》，是治疗风邪头痛的代表方，在《方剂学》中的分类为治风剂里面的疏散外风剂。从这句话大家就能看出来，如果从汤液经法图角度看，川芎茶调散肯定是用于治疗肝木病证的，因为肝木对应风邪。从适应证角度看，川芎茶调散能够治疗的"偏正头痛、发热恶寒、头晕目眩、鼻塞"等，也都是风邪感冒的临床表现。

从组方上看，川芎茶调散由川芎、荆芥、白芷、羌活、甘草、细辛、防风和薄荷组成。分析一下就会发现，这个组方由辛味药与甘味药组成，没有酸味药。考虑到辛味补肝，酸味泻肝，甘味补泻都能用，所以，"辛－甘"配伍形成的组方，一定是补肝之方。其中，川芎、荆芥、白芷、羌活、细辛、防风和薄荷味辛，甘草味甘，这是一个"七辛一甘"的配伍复方，没有酸味药。

当然，作为一个以补肝为主又侧重于治疗头痛的方子，如果里面酌情加一两味酸味药，例如柔肝止痛的白芍，效果可能更好。

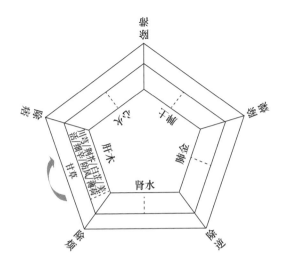

川芎茶调散配伍原理图

最后，我们来看看柴胡疏肝散。

柴胡疏肝散是《证治准绳》引《医学统旨》的方子，能够疏肝解郁，行气止痛，用于治疗肝气郁结证。全方由柴胡、陈皮、川芎、枳实、芍药、香附和甘草组成，也是"辛－酸－甘"的配伍结构。其中，柴胡、陈皮、川芎和香附味辛，枳实和芍药味酸，甘草味甘，是一个"四辛二酸一甘"的组方。

柴胡疏肝散的主治证也相对复杂一些，《方剂学》中记载为"胁肋胀痛，脘腹胀痛，嗳气，善太息"，这里面既有肝虚的表现，也有肝实的表现。哪些是肝虚的表现？哪些又是肝实的表现呢？我们对标一下《辅行诀》里面的大小补泻肝汤就知道了。因为大补肝汤治疗"气自少腹上冲咽，呃声不止"，所以，嗳气、善太息就是肝虚的表现。因为大泻肝汤治疗"胁下支满而痛"，所以，胸胁脘腹胀痛就是肝实的表现。

所以，无论是从药味分布占比看，还是从主治证看，柴胡疏肝散都是一个以补肝为主的方剂，只不过，柴胡疏肝散补泻兼施的特点比较明显。

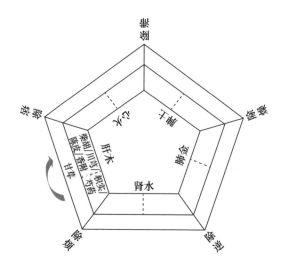

柴胡疏肝散配伍原理图

好了，葛根汤、川芎茶调散和柴胡疏肝散的五味补泻特点讲完了。这3个方子，都是以补肝为主的方剂，但却具有不同的配伍结构和功效侧重点。

我们来总结一下。

> 桂枝汤：二辛一酸二甘，风邪感冒
> 葛根汤：三辛一酸三甘，风邪感冒伴筋脉拘挛
> 川芎茶调散：七辛一甘，外感风邪头痛
> 柴胡疏肝散：四辛二酸一甘，肝郁腹痛嗳气

从这4个补肝之方，我们可以得到两点重要启示。

第一，补肝方剂的配伍结构不是唯一的。补肝经典方桂枝汤是"辛－酸－甘"的配伍，不代表所有的补肝之方都如此，只要保证辛味药的主体地位，单用辛味药或者采取"辛－甘"配伍也都是可以的。

同样，补肝经典方桂枝汤是"二辛一酸二甘"的配伍结构，不代表所有的补肝之方都必须如此，只要保证辛味药的主体地位，"三辛一酸三甘""七辛一甘""四辛二酸一甘"，甚至其他形式的配伍结构也都是可以的。

第二，采用什么样的配伍结构，选择什么样的中药，实际上与治疗目

的是息息相关的。不同的主治证，决定不同的方剂配伍结构和选药。

例如，肝主筋，肝木感受风邪之后就容易出现项背肩颈拘紧不舒的感觉，这个时候，就要增强补肝祛风的力度，增加缓急柔筋的作用，所以，可以增加麻黄和葛根。又如，肝郁气滞时，脘腹胀满常见，嗳气不舒常见，这个时候补肝，就不宜用解表温阳的桂枝，也不宜用宣肺平喘的麻黄，而是应该用理气消胀的陈皮和香附。

这就是既有原则性，又有灵活性。

好，补肝之方就讲到这里，下节课我们将从另外的角度再来讲讲桂枝汤的同类产品。

第四讲

岐山臊子面与桂枝汤的"神交"

正式上课之前，我们先复习一下汤液经法图的疾病诊疗思路。什么思路呢？就是通过五脏虚实认识疾病，通过五味补泻治疗疾病。这个很重要，大家要记住。

也许有人会说，这只是内伤病的辨治大纲吧，外感病也适用吗？

实际上，无处不阴阳，无病不阴阳，外感内伤都是人体阴阳五行的变化，其道一，其治一。外感和内伤只是我们锚定单个人体这个维度的观察结果，随着观察维度的变化，我们会发现外感即内伤，内伤即外感，二者并无本质差异。

南阳张仲景秉承一套理论体系，撰写出《伤寒杂病论》，后人不能融会贯通，才拆分出以治疗外感为主的《伤寒论》和以治疗内伤为主的《金匮要略》，这是后学不解前学的表现。

经方不只是用来治疗外感病的。《伤寒杂病论》中的桂枝汤，不仅能治疗风寒感冒表虚证，还能治疗内伤杂病，应用广泛。从汤液经法图角度看，桂枝汤就是一个以补肝为主、补泻兼施的治疗方，由辛味药、酸味药和甘味药配伍而成。同类的补肝之方还有葛根汤、川芎茶调散和柴胡疏肝散。

为了让大家更深入地理解"辛-酸-甘"的配伍结构，我们再来看一个地方美食——岐山臊子面。

大家吃过岐山臊子面吗？吃过的朋友们可以回想一下，这个面的食材都有什么。

我们在网上搜到的岐山臊子面的食材表，一般如下。

面

五花肉

菜蔬（木耳、豆腐、青椒、土豆、胡萝卜、黄花菜、蒜苗等）

调料（葱、姜、盐、酱油、辣椒、醋、花椒等）

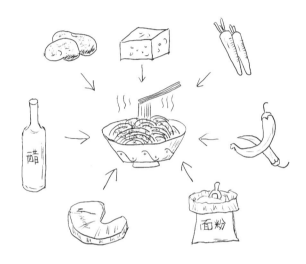

岐山臊子面

那么，用这些食材做好的岐山臊子面是什么味道的呢？

有人说酸，有人说辣，有人说咸，都没错。百度百科对岐山臊子面有8个字的总结：汤味酸辣，筋韧爽口。所以，酸辣是重点。而且，为了达到这个酸辣的目的，正宗的岐山臊子面需要配上岐山当地的岐山醋。

这样一个酸辣口感的面条，其实，也体现了补肝的配伍方式。其中辣椒味辛，葱、姜、花椒助辛，醋味酸，辛酸化甘，面条味甘，同时以煮开的汤水作为载体，刚好形成了"辛－酸－甘"的配伍。

所以，岐山臊子面与桂枝汤，从五味配伍角度看，其实是一样的，都是"辛－酸－甘"的配伍。

也许你会说，臊子汤里有盐，也有咸味啊。没错！但从汤液经法图角度看，咸味是心火的补味，辛味是肝木的补味，根据"子能令母实"的配伍原理，火乃木之子，补火就是补木。所以，咸味也可以助辛补肝。关于这一点，我们后面还会详细讲到。

这个五味配伍的本质，其实还可以继续延伸。不只是岐山臊子面，凡是以酸辣口味为主，同时又含有甘味主食的热汤水类食物，例如，酸辣粉、酸辣疙瘩汤等，其实都是食疗版的桂枝汤。

当然，不含有甘味主食、没有汤水的，例如，酸菜鱼、酸辣土豆丝、酸辣白菜、酸辣藕之类的，就要差一些。

如果还有一定要试试孜然辣椒羊肉串加酸奶烤馍的，或者麻辣香锅加酸菜饺子的，呃，好吧，别吃坏了就行。

既然岐山臊子面与桂枝汤有如此的"神交"，那么，岐山臊子面就会具有一些类似桂枝汤的治疗作用，比如治疗风寒感冒。

桂枝汤能够用于治疗风寒感冒表虚证。风寒感冒表虚证主要表现为怕风、鼻塞、发热等，但没有嗓子剧烈疼痛等风热感冒的表现。以桂枝汤方为基础开发的中成药桂枝颗粒和桂枝合剂，其适应证"外感风邪，头痛发热，鼻塞干呕，汗出恶风"，就是这种感冒的主要表现。

所以，这种感冒初起时，或者出现了这种感冒的轻症时，可以吃岐山臊子面或酸辣粉试试。不过，请记得放辣椒、放醋，趁热吃，吃完面后喝些汤，以微微汗出为宜，切不可大汗，这样就达到效果了。

对于其他的诸如过敏性鼻炎、寒性荨麻疹、晨起关节拘挛不利等，岐山臊子面也会有一定效果。

其实，这就是我们说的食疗和食补。

很多人觉得，食补就得吃鲍鱼、燕窝、海参、冬虫夏草。其实呢，根本不必，食补的关键其实和治病一样，在于搞清楚自己的五脏虚实，然后采用当地最常见的食材，进行相应的五味补泻搭配。

为什么食疗和药疗如此相似呢？

原因很简单，饮食和汤药的源头是一样的。想想看，《汤液经法》是身为"中华厨祖"的伊尹写的，这本身就很能说明问题了。

《素问·六元正纪大论》说："辛未辛丑岁……其化上苦热，中苦和，

汤液经法图讲记：解构经方时方的底层逻辑

下甘热，所谓药食宜也。"孙思邈说："安身之本必资于食，救疾之速必凭于药。"毛泽东说："我看中国有两样东西对世界是有贡献的，一个是中医中药，一个是中国饭菜。"① 由此可见食与药的密切关系，而食与药间的桥梁，就是汤液经法图。

当然，这是药食同源好的一方面。那不好的一方面呢？不好的一方面就是，如果每天吃饭吃不明白，是要吃出问题的。"以偏致偏"，过食辛咸甘酸苦，或不食辛咸甘酸苦，都要出问题。

如果我们能搞清楚每一种食材的五行属性，我们就能像分析药物处方一样，精准分析饮食搭配的致病和治病问题。

这就是中医中药博大精深的原因，它不仅是一门治病救人的学问，也是把治病救人与万事万物联系起来的学问。只有这种级别的整体观，才是大道。

另外，如果自己在某一个时间段，非常喜欢吃某一种食物，那么与此对应，身体也会存在相应脏腑功能的虚实变化。正因为存在或虚或实的缺陷，所以身体才会本能地对有益于调整虚实的食物和味道给予正反馈，简单来说就是爱吃某个食物，根据五味补泻关系，可以分析找到其本质原因。感兴趣的朋友们，可以试着自己分析分析。

好，这次课就讲到这里。

① 中央文献研究室科研部图书馆. 毛泽东人生纪实 ［M］. 南京：凤凰出版社，2011：1397.

第四讲 岐山臊子面与桂枝汤的『神交』

第五讲

"体用"是什么意思？与补泻是什么关系？

前几节课，我们试着从汤液经法图的角度分析了桂枝汤、葛根汤、川芎茶调散、柴胡疏肝散和岐山臊子面的配伍结构。它们的共同点是，均以补肝为主，用辛味补肝，酸味泻肝，甘味缓肝。

有人说，咦，金老师，在汤液经法图里面，左下角的那个肝木的区域，并没有写着辛补肝和酸泻肝，只是写着体、用和酸、辛啊。这个怎么理解呢？

好，我们今天就来讲讲"体用"这一对哲学概念。

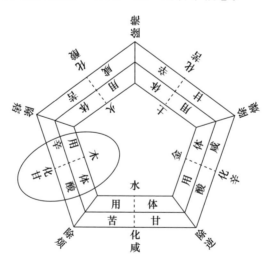

汤液经法图的肝木区域

首先，我们说明一下，前面讲到的"辛补肝，酸泻肝，甘缓肝"，不是直接来源于汤液经法图，而是来源于《辅行诀》对于汤液经法图的解读。

其中，对于肝木疾病的治疗，原文表述如下："陶云：肝德在散，故经云：以辛补之，酸泻之。肝苦急，急食甘以缓之。适其性而衰之也。"

什么意思呢？前面说过，《辅行诀》是陶弘景撰写的，但其中的汤液经法图并非他所作，而是引自伊尹的《汤液经法》。《汤液经法》里面记载了肝木疾病的治疗原则，即"以辛补之，酸泻之。肝苦急，急食甘以缓之"。于是，陶弘景想，为什么这样配伍呢？噢，因为肝木的作用就是升散，所以要用辛味补肝（辛散），用酸味泻肝（酸敛），用甘味缓肝急（甘缓）。选择辛味、酸味和甘味，其实都是顺着肝木升散的属性而定的。

所以，《辅行诀》里的这段话，是陶弘景一边引用《汤液经法》的原文，一边解释这样配伍药味的原因。

凝练一下这段话，其实就能得到肝木疾病的治疗原则：辛补、酸泻、甘缓。

同样地，如果我们把《辅行诀》里面关于肝、心、脾、肺、肾五脏的治疗原则的文字表述都摘录出来，列在五脏虚实病证的后面，就可以分别得到五脏虚实病证的治则治法，如下。

    肝木：肝虚病证——补肝木——辛补肝
        肝实病证——泻肝木——酸泻肝
        虚实病证——缓肝木——甘缓肝
    心火：心虚病证——补心火——咸补心
        心实病证——泻心火——苦泻心
        虚实病证——收心火——酸收心
    脾土：脾虚病证——补脾土——甘补脾
        脾实病证——泻脾土——辛泻脾
        虚实病证——燥脾土——苦燥脾
    肺金：肺虚病证——补肺金——酸补肺

肺实病证——泻肺金——咸泻肺

虚实病证——散肺金——辛散肺

肾水：肾虚病证——补肾水——苦补肾

肾实病证——泻肾水——甘泻肾

虚实病证——润肾水——咸润肾

从上可以看到，每个脏腑都包含有补味、泻味和调和之味 3 种药味，这就形成了 15 种治疗方式。大家要记住这个关系，这种五味补泻关系在后面的具体方剂分析中会经常用到。

再强调一下，这种药味配伍方式，是直接从《辅行诀》的文字表述中提取出来的。汤液经法图中各个脏腑的匹配药味，写的不是补泻，而是"体用"。

梳理了《辅行诀》的文字记载之后，我们就会发现，所有补五脏的药味，都与汤液经法图中的"用"对应；所有泻五脏的药味，都与汤液经法图中的"体"对应。

那么，什么是"体用"呢？

体用，其实是一对哲学概念，经常出现在早期的中国传统文化里。有学者研究发现，体用的哲学概念萌芽于先秦，流行于魏晋，成熟于宋明，泛用于近代。什么是"体"呢？"体"是指实际存在。什么是"用"呢？"用"是指内在潜能。

简单地看，我们可以把"体用"理解为一个事物的本体和功用。本体是外界对我的输入和塑造，功用是我对外界的输出和影响。就像是一个充电电池，它的功用是向外输出电能，但是呢，在向外输出电能之前，它必须得自己有电能，得先让外界对它输入电能。所以，充电的过程就是"体"，放电的过程就是"用"，两者是对同一个充电电池的方向相反的操作。

明白了充电电池以后，我们把肝、心、脾、肺、肾五脏想象成 5 块充电电池，五脏的"用"就是对外放电，补味就是帮助五脏发挥功用，所以，"用"对应的是补味。同样，五脏的"体"就是对内充电，泻味就是帮助五脏补充本体，所以，"体"对应的是泻味。

如果还不明白呢，就单独想想肝木的"体用"。肝木代表生发，代表发散。什么药味能帮助发散呢？对，是辛味。吃了葱、姜和芥末，都会有辛辣上头的感觉，这就是葱、姜、芥末的辛散作用。什么药味能减少发散呢？对，是酸味。酸味收敛，减少发散，减少了发散，就保存了实力，充实了本体，就可以为下一次发散做准备。

所以，"用"对应的就是补味，"体"对应的就是泻味。

当然，中医理论还有其他关于"体用"的认识，例如《景岳全书》就有"心肺……阴体而阳用也，大肠小肠……阳体而阴用也"的表述，也是描述的本体与功用的辩证关系。

理解了之后，我们就可以把图中的"体用"换成"补泻"，稍作调整，变为汤液经法图补泻版，这样更好理解。细心的同学会发现，前面讲过的肝木治疗方桂枝汤、葛根汤、川芎茶调散和柴胡疏肝散，就是用这张图的肝木区域展示的。实际上，用汤液经法图展示各个方剂的组方配伍时，我们都是在下面这个补泻版的基础上进行的。

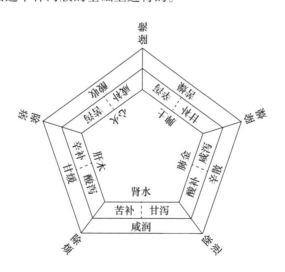

汤液经法图补泻版

接下来，我们再来看看这张图。

我们说，汤液经法图的本质，就是通过五脏虚实认识疾病，通过五味补泻治疗疾病，这是一个完整的疾病诊断和治疗的闭环。

而且，汤液经法图采取的五味补泻，并不像《中药学》教材那样，为每个脏腑指定1个对应的药味，而是突破了这个限制，为每个脏腑设计了3个药味，即前面提到的补味、泻味和调和之味（简称"调味"）。其中，调味还会因脏腑不同而有不同的名字。对于肝，是"缓肝"；对于心，是"收心"；对于脾，是"燥脾"；对于肺，是"散肺"；对于肾，是"润肾"。调味可以与补味组合，帮助治疗相应脏腑的虚证，也可以与泻味组合，帮助治疗相应脏腑的实证，补泻都能用。

这样，组方配伍的方式就被极大地扩展和丰富了。单一脏腑的疾病，可以用3种药味来组方；如果涉及子母脏或者是多脏腑的疾病，那组方就会更加丰富。

反过来说，同一药味的中药，并不只针对单一脏腑，而是会作用于多个脏腑。比如辛味药，补肝的时候可以用，泻脾的时候可以用，散肺的时候还可以用。比如甘味药，补脾的时候可以用，泻肾的时候可以用，缓肝的时候还可以用。

所以，在汤液经法图中，同一个药味会出现3次。从前面那个图就可以看出来，相同的药味可能会以不同的身份在不同的脏腑区域出现。

给大家举两个实际例子。

比如，生姜这个辛味药，具有解表散寒、温中止呕、化痰止咳的作用，一方面能够用于风寒感冒，另一方面能够用于胃寒呕吐和寒痰咳嗽。

生姜用于风寒感冒，能够解表疏风，实际上就是用它补肝的作用。如桂枝汤里面用生姜，用的就是它补肝的作用。

同时，生姜用于胃寒呕吐，能够祛痰湿，实际上就是用它泻脾的作用——止呕祛痰湿是最经典的泻脾作用。《伤寒杂病论》里面的小半夏汤就用了半夏和生姜，是典型的辛味泻脾之方。

再比如，麻黄这个辛味药，具有解表散寒、宣肺平喘、利水消肿的作用，既能够用于风寒感冒，也能够用于气喘咳嗽。

麻黄能够解表祛风，用于风寒感冒就是用它补肝的作用，麻黄汤、葛根汤里面用麻黄就是这个意思。而且，麻黄的辛味要强于桂枝，所以，对于无汗表实的风寒感冒，桂枝的力度是不够的，需要用麻黄。

那么，治疗气喘咳嗽呢？

麻黄能够宣肺平喘，治疗气喘咳嗽用的就是它散肺的作用。这一点，从宣肺的"宣"字上就可以有所体会。宣散，宣通肺气，明显是一种发散疏通的意思，这就是辛味药的作用。所以，经典名方麻杏石甘汤中的麻黄，其作用就是散肺。清肺排毒汤及射干麻黄汤中的麻黄，其作用也是散肺。苏黄止咳胶囊里面的麻黄，其作用还是散肺。

所以，麻黄的辛味，既可以补肝，也可以散肺，有表证就解表，没有表证就平喘。单纯的风寒表实证可以用麻黄，单纯的肺逆咳喘也可以用麻黄。

这也就是我们说的中药多功效的特点，从汤液经法图的角度看，一目了然。

好，这次先讲到这里，下次我们讲 3 个泻肝之方。

第六讲

介绍三个经典的泻肝方

前几节课我们给大家讲了几个补肝之方，分别是桂枝汤、葛根汤、川芎茶调散和柴胡疏肝散，希望大家对基于"辛－酸－甘"配伍形成的补肝方有所理解。这节课呢，我主要给大家介绍几个经典的泻肝之方。

　　说到泻肝，大家可能会想，咦，临床现在不就有现成的泻肝之方吗？临床常用的泻肝之方名叫龙胆泻肝汤（丸），但是呢，龙胆泻肝汤（丸）里面的"泻肝"，指的是泻肝火，清肝胆湿热。这种功效，并不是汤液经法图体系的泻肝功效。所以，从汤液经法图角度看，龙胆泻肝汤（丸）并不是经典的泻肝之方，至于它的五脏补泻特点是什么，我们以后再讲。

　　这个例子，再一次告诉我们，汤液经法图蕴含的五脏补泻含义，与目前一般使用的补脾、补肾、泻肝等概念并不完全一样，有相似之处，但区别更多。

　　实际上，从汤液经法图角度看，泻肝方的组成，与补肝方是一样的，也是由辛味药、酸味药和甘味药组成，只不过泻肝方不是重用辛味药，而是重用酸味药。在一首以泻肝为主的治疗方中，酸味药占据主导地位。

　　下面，我们就来看看。

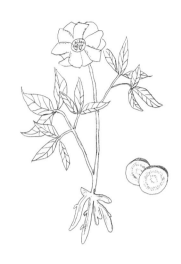

芍药

首先，我们来学习一下《辅行诀》里面小泻肝汤与大泻肝汤的组方与功效。

小泻肝汤：枳实三两、芍药三两、生姜三两。治肝实，两胁下痛，痛引少腹迫急，时干呕者方。

大泻肝汤：枳实三两、芍药三两、生姜三两、黄芩一两、大黄一两、甘草一两。治头痛，目赤，多恚怒，胁下支满而痛，痛连少腹迫急无奈者方。

从组方上看，小泻肝汤和大泻肝汤都是以酸味药（例如枳实、芍药）为主的组方，或者用黄芩与大黄配伍苦咸化酸。从功效上看，小泻肝汤与大泻肝汤都是止痛方，能够治疗胁痛、胁下痛、腹痛、头痛，而且还能治疗目赤与易怒。其中有一个词，"恚怒"，其实就是怨恨愤怒的意思，现在比较少用了。

从组方以酸味药为主以及功效以缓解腹痛、胁痛为主这两个条件看，很自然就能想到《伤寒杂病论》里面的一个经典方——芍药甘草汤。

芍药甘草汤，由等量的芍药与甘草组成，用于四肢或脘腹等处的挛急疼痛，也是有名的止痛方。从汤液经法图角度看，"肝德在散，以辛补之，酸泻之，甘缓之"，由酸味药和甘味药组成的芍药甘草汤，恰好是一个典型的泻肝之方。

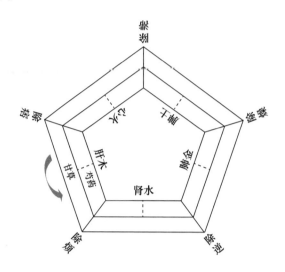

芍药甘草汤配伍原理图

临床上，芍药甘草汤及其加味的衍生方常用于各种疼痛性疾病，包括腹痛、肌肉关节痛、颈椎痛、神经性疼痛、痔疮术后疼痛、癌性疼痛等，还可以用于腓肠肌痉挛、腰扭伤、中风肢体挛痛、腿抽筋、脚挛急、痿证、颤证、不安腿综合征等各种痉挛性疾病，被称为"解痉止痛第一方"。从中医理论看，肝主筋，筋脉疾病为肝木所主，要从肝论治。

大家记住了芍药甘草汤这个方子，也就记住了肝实病证的临床表现和泻肝的经典配伍组方形式。

芍药甘草汤的升级版，其实就是四逆散。

四逆散由等量的柴胡、枳实、芍药和甘草组成，是《伤寒杂病论》中用于治疗少阴病的代表方，用于"四逆，其人或咳，或悸，或小便不利，或腹中痛，或泄利下重者"。一直以来，大家都把四逆散与四逆汤对比学习。四逆散用于肝郁气滞型的手足不温，而四逆汤用于心肾阳虚型的手足不温，二者有显著的区别。

《方剂学》教材上讲，四逆散用于肝郁气滞证或者阳郁厥逆证，这其实都是为了更好地与"四逆"匹配而设定的。如果真的以肝郁气滞或阳郁为主，那么，要想改变这种气滞，必须得行动起来冲破郁滞才行，就必须得用冲破郁滞的方剂，必须得用辛味药辛散辛行，但是从药味上看，四逆散组方中的芍药是酸味，枳实是酸味，柴胡也暂且定义为酸辛之味（后面会重点讲），如此多的酸味药，如此收敛的药性，怎么能堪当冲破郁滞的大任呢？换句话说，如果真的是肝郁气滞或阳郁形成的"四逆"，为什么不用川芎、木香、桂枝、香附、陈皮这样的辛味发散、疏散的中药呢？所以，这样的定义是值得思考的。

反过来看，如果四逆散是一个以酸味为主的方剂，那么，主治证里面的咳嗽、心悸、腹痛、泄泻都能得到解释，因为酸味可以敛肺止咳，敛阴定悸，柔肝止痛，涩肠止泻。由于柴胡还有一定的辛味，辛酸化甘，再加上甘草，整个方子也会表现出较明显的甘味，这就可以利小便。如此一来，方证的相符度就会比较高。

那么，酸味方剂与"四逆"之间的联系，怎么解释呢？

实际上，很多人都会同时出现抽筋和手脚冰凉，常见的腓肠肌痉挛的影响因素也包括受寒，而预防和缓解抽筋的方法就包括保暖。很多关节屈伸不利的患者，以及足痿不能行走的患者，也都有手脚冰凉的症状，所以，筋脉痉挛与手脚冰凉是有相关性的。各种类型的急慢性筋脉拘挛性疾病，都会影响血液循环，从而影响肢体末端的血液供应和温度调节，出现"四逆"的表现。所以，用酸味药泻肝柔肝，缓解筋脉拘挛，从而改善手脚冰凉的表现，从逻辑上完全说得通。

不过，这种类型的手脚冰凉，可能不宜定义为"肝气郁滞"，定义为"筋脉不舒"或"脉络阻滞"可能更合适。这种病机下的症状，使用芍药甘草汤或其他以酸味药为主的组方治疗可能就显得更为合理。

说了这么多，其实就是想让大家记住，芍药甘草汤与四逆散都是典型的泻肝之方，定位都在肝木。

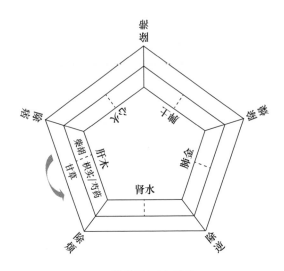

四逆散配伍原理图

接下来，我们再讲一个泻肝方——当归芍药散。

当归芍药散，也是《伤寒杂病论》里面的方剂，现在认为其能够养肝调脾，调理气血，用于肝脾气血虚证。肝脾气血虚证临床表现为脘腹疼痛，或小腹疼痛，或腹中急痛，或绵绵作痛，同时还伴有胁肋胀痛、饮食不振、大便不调、头目眩晕、情志不畅、四肢困乏等一系列表现。《伤寒杂病论》对当归芍药散的记载是"妇人腹中诸疾痛，当归芍药散主之"。由此可见，当归芍药散是一个止痛专方，准确地说，是妇科疾病的止痛专方。

这样一个止痛专方，其治疗症状又是脘腹痛和胁肋痛，又是脉弦，又是情志不畅的，所以肯定是作用于肝木的，而且是一个以泻肝为主的治疗方。

从组成上看，当归芍药散由当归三两、芍药一斤、川芎半斤、茯苓四两、白术四两和泽泻半斤组成。这里面既有辛味药当归和川芎，也有酸味药芍药，还有甘味药茯苓，以及苦味药白术。至于泽泻，根据《辅行诀》二十五味药精的记载，是"火中土"的代表药物，药味为咸味。所以，别看当归芍药散内只有 6 味中药，它可包含了辛味药、酸味药、甘味药、苦味药和咸味药，真可谓是五味俱全。

那么，这个五味俱全的方剂，作用特点究竟是什么呢？

其一，在这个方剂里面，数目最多的是辛味药，如当归和川芎，共2味。用量最大的是酸味药，如芍药，其用量是一斤，高于其他任何一味中药，甚至高于当归和川芎这2味辛味药的用量总和（当归三两，川芎半斤即八两，加起来还不到古制一斤）。所以，这个方剂里面，芍药是主药之一。

其二，我们后面会专门讲到，汤液经法图还包含了一种五味配伍转化关系，就是两个药味配伍转化为另一个新药味。例如辛酸化甘、咸苦化酸、甘辛化苦、酸咸化辛和苦甘化咸。现在我们不展开，大家现在只需要借用这个理论来分析当归芍药散使用泽泻的目的就行了。

前面我们说过，泽泻是一个咸味药，其主要功效是清湿热，利小便。很多人不禁会想，有这样功效的一味中药，为什么会出现在当归芍药散这样一首养肝调脾的方子中呢？其实呢，这需要从功效和药味两方面来看。

从功效上看，泽泻清湿热利水，茯苓祛湿健脾利水，白术燥湿，所以，当归芍药散具有一定的祛湿利水的能力，可以用于妇科经水相关的疾病，例如月经不调、恶露不尽等。从药味上看，泽泻是一个咸味药，白术是一个苦味药，咸苦化酸，可以得到酸味，恰好与当归芍药散主药芍药的酸味一致，可以增强解痉止痛的作用。

这样一来，当归芍药散全方中的酸味力量就得到了加强，并且形成了"酸–辛–甘"的配伍结构，专于泻肝。

我们再来仔细看一下，当归芍药散由6味中药组成，是"二辛一酸一甘一苦一咸"的配伍结构，苦咸化酸以后，就变成了"三酸二辛一甘"的配伍结构，这就进一步加强了酸味的力量，成了彻底的补泻兼施、以泻肝为主的治疗方。

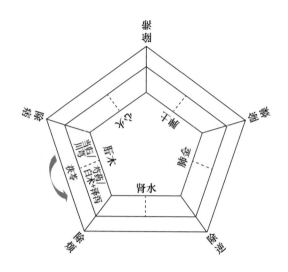

当归芍药散配伍原理图

好，3首泻肝方就讲到这里。

再提醒大家一下，关于当归芍药散里面的五味配伍转化，我们后面还会遇到，也会专门讲到。

最后，简单总结一下我们前几节课讲的肝木治疗方。

肝木病证先分虚实，肝虚病证以风邪感冒、表虚自汗、肝郁嗳气为主，肝实病证以腹痛胁痛、筋脉拘挛为主。肝木治疗方的选药以辛味药、酸味药和甘味药为主，补肝用辛，泻肝用酸，补泻兼施则辛酸同用，甘味药常用。我们讲到的以补肝为主的治疗方包括桂枝汤、葛根汤、川芎茶调散和柴胡疏肝散，以泻肝为主的治疗方包括芍药甘草汤、四逆散和当归芍药散，其中，大部分都是补泻兼施的治疗方，只有川芎茶调散、芍药甘草汤为纯补纯泻的治疗方，大家可以自己多思考思考。

本节课就到这里，下节课我们讲一下心火病证及其治疗方。

第七讲

三黄泻心汤与栀子豉汤

肝木病证的治疗方讲完了，从本节课开始，我们说说心火病证的治疗方。

首先，我们再一次呈上汤液经法图补泻版。

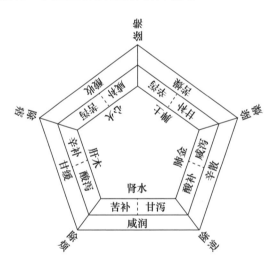

汤液经法图补泻版

这是我们画的一张转换"体用"概念后的汤液经法图。通过这张图，我们能很直观地看出哪一脏的疾病应该选取什么样的药味配伍来补泻治疗。

也许有人会问，金老师，为什么你要首先讲肝，其次讲心呢？

汤液经法图讲记：解构经方时方的底层逻辑

其实原因也很简单。在地球上，四季变化顺序是：春→夏→秋→冬，六气主气的顺序是：厥阴风木→少阴君火→少阳相火→太阴湿土→阳明燥金→太阳寒水。无论是哪一种顺序，对应在五脏，都是肝木→心火→脾土→肺金→肾水。这是大自然的时间流动规律，是无法逆转的客观规律。

当然，在电影《信条》里面，这个规律被逆转了。不过，如果大家看过这个电影就会发现，电影是好看，但那是假的，逻辑上有硬伤。如果真的按照熵增熵减原则逆转，逆转后的那个人，不光有要戴面罩呼吸的问题，还有曾经吃进去的用来降低人体熵值的三明治，在已经排出来之后，需要按照原来的路径再往回走的问题。你想想，人体的进口和出口完全对调，已经消化吸收入血进入细胞的氨基酸按原路返回变成原来的食物态，这怎么可能呢？

所以，时间流动是无法逆转的，人也不可能脱离世界，让世界逆转，人再继续向前，这本身就违反了"天人相应"的基本规则。假如真的可以通过熵增熵减来逆转时间，我们认为，也不是一定要按照原来的路径，而是可以通过其他路径。下次有导演想再拍这个题材的影片时，其实可以从"天人相应"这个角度入手。

言归正传，既然大自然存在肝木→心火→脾土→肺金→肾水的客观变化规律，那我们也这么讲。

在汤液经法图中，如果以左下角为起点顺时针看，也就是这样的规律。

好，接下来我们正式开始讲治疗心火病证的方子。

既然是讲心火的补泻方，那么自然就有"补心"和"泻心"的区别。想想我们平常熟悉的中药方剂或中成药，是不是有一些方剂的名字里就包含了上述 2 个词语呢？是的！比如说，三黄泻心汤、半夏泻心汤、天王补心丹、补心气口服液等。

值得注意的是，这些方剂或中成药的功效，并不都是汤液经法图里面的泻心或补心的功效。原因有以下两点。

其一，汤液经法图从历史上某一个时期开始就逐渐淡出主流并失传了（有研究说魏晋时期就已失传，也有说法认为宋代民间还有残存），一直到

《辅行诀》的公开出版才又重现。也就是说，汤液经法图不是连续传承的，中间有过很长时间的断档。所以，自然而然地，这段时期内的中药方剂也不可能是以汤液经法图体系来命名的。之前我们也讲过，汤液经法图的五脏补泻概念，与现在常说的补脾、补肾有一定的关系，但并不完全等同。

其二，就拿刚才的几首方剂来看，天王补心丹和补心气口服液，都不是经典的补心之方，从现在的中药功效角度看，它们一个侧重于养阴，一个侧重于补气。半夏泻心汤呢，也不是经典的泻心之方，大家看看《方剂学》教材里面，半夏泻心汤以及生姜泻心汤、甘草泻心汤都属于调和肠胃的和解剂，它们治疗的心下痞，现在一般认为是胃脘满闷，"心"只是一个用来进行定位的概念。

在上面提到的几个方剂或中成药里，半夏泻心汤、天王补心丹和补心气口服液都不符合汤液经法图的补泻含义，唯独三黄泻心汤符合汤液经法图的补泻含义。

这是为什么呢？

首先，我们来看看三黄泻心汤的功效。

从功效角度看，三黄泻心汤能够清热解毒，泻火通便，用于治疗三焦热盛所致的咽喉肿痛、牙龈肿痛、目赤肿痛、心烦口渴、尿黄便秘等。现在的中成药三黄片、一清胶囊等，实际上都是以三黄泻心汤为底方。

但是，三黄泻心汤并不只是一个清热解毒的方子，它原本的主治证也不只是这些。在《金匮要略》里，记载三黄泻心汤的原文为："心气不足，吐血，衄血，泻心汤主之。"而这一点，恰好符合《辅行诀》里面对心气实的认识，即"心胞气实者，受外邪之动也。则胸胁支满，心中澹澹然大动，面赤目黄，喜笑不休，或吐衄血；虚则血气少，善悲，久不已，发癫仆"。

可以看到，这里面有"面赤目黄"，有"吐衄血"。由此可知，从汤液经法图体系看，治疗面赤目黄和吐衄血的三黄泻心汤，真的是在泻心。

接着，我们看看药味组成。

三黄泻心汤由 3 味药组成，分别是大黄、黄连和黄芩。从《中国药典》可以查到，大黄的药性是苦、寒，黄连的药性是苦、寒，黄芩的药性还是苦、寒。不过，汤液经法图体系并不这样认为。在汤液经法图的五味理论中，黄连、黄芩是苦味药，而大黄是咸味药。

遵循这个理论，由 2 个苦味药和 1 个咸味药组成的方子，是"二苦一咸"的配伍结构，符合心火病证的治疗选药。同时，从苦味药多于咸味药这一点来看，功效是以泻心为主的。

所以，三黄泻心汤这个方子，"泻心"的名称很准确，组方用药也很准确。

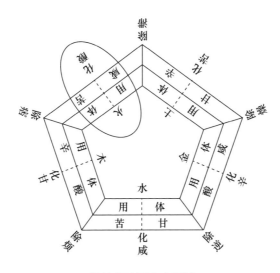

汤液经法图心火区域

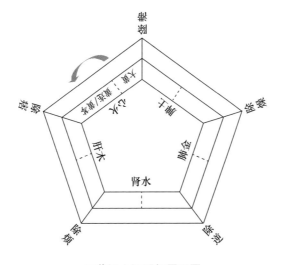

三黄泻心汤配伍原理图

与此同时，大家也可以看到，心火病证的补味是咸味，泻味是苦味，调味是酸味。所以，组一个泻心的方子，可以选择苦味药和咸味药，并保证苦味药在全方中占有主导地位。当然，也可以选择苦味药和酸味药，不选咸味药。有没有这样的方子呢？有的！代表性的就是栀子豉汤。

栀子豉汤也是《伤寒杂病论》里的经方，由栀子和淡豆豉组成，其中栀子味苦泻心，淡豆豉味酸收心，一泻一收，构成了经典的泻心之方，用于治疗虚烦不得眠。

所以，组方用药的药味确定了之后，可选的组合方式、可用的组方中药其实不止一种。

好，接下来，我们再重点说说大黄的咸味。

对于大黄是咸味药这件事，可能有很多人不理解。大家会疑惑，既然《中国药典》都认定大黄是苦味药，《神农本草经》都标示大黄是苦味药，为什么你就一定要标新立异，认为大黄是咸味药呢？

大家还记得我们在第一讲里提到的两个词吗？"破旧立新"和"否定之否定"。如果想真正走近汤液经法图，就把你以前学的一些东西忘了吧。

我给大家举一个例子，我在北京中医药大学读研究生时，课题研究就是中药药性理论，我们把《神农本草经》里所有中药的四气和五味整理出来，建了数据库，然后采用一种叫作关联规则分析的数学方法研究了这些四气和五味之间的关系。结果发现，最常见的四气为寒、平和热，最常见的五味是苦、甘和辛，而且从概率统计上看，最常见的四气五味组合，完美地构成了苦寒、甘平和辛热3种固定关系。

这个发现说明了什么呢？我当时想，其实至少说明一点，那就是四气五味的分布是不均衡的，有些多，有些少，而且有一些属性之间并不独立，存在关联性。

但是，当看到《辅行诀》里面关于中药药性的记载之后，我猛然发现，我之前的那些研究也许还能说明另一个问题，那就是：目前我们能看到的现存最早的本草书籍《神农本草经》，也许是已经传抄了很多年的药性记载，而不是最早的药性理论。这其中有错简，有遗漏，有演变，有不完善，并造成了药性分布的不均衡。

那么，《汤液经法》里面是怎样记载的呢？

根据《辅行诀》的记载，《汤液经法》认为"天有五气，化生五味，五味之变，不可胜数"。为了展示这种五气生五味的过程，陶弘景列出了25味示例中药，称为"药精"。其中对于咸味药的记载为："味咸皆属火，旋覆花为之主。大黄为木，泽泻为土，厚朴为金，硝石为水。"

这句话的其中一个意思是说，旋覆花、大黄、泽泻、厚朴和硝石这5个中药为咸味药，属火。

我们认为，这种表述方式可能是更为本原的药性理论，一则是这种药性理论直接与阴阳五行这样更高层次的理论相连接，二则是这个理论中的五行五味对应具有更好的均衡性和逻辑自洽性，三则是采用这个理论来解读经方配伍，符合度极高。

上面"大黄为木，泽泻为土"的表述，说的是同一药味中不同中药的各自特点，也就是"五味之变"。这个理论我们放到以后说。今天大家先记住，这5个中药是咸味药。

所以，一个中药的真实滋味与功效药味，在最开始的时候一定是相匹配的，是合二为一的。古代圣人也许正是凭着这种特点，通过药物生长环境、药材的象，结合口尝药味，来确定中药的功效，而在后来的传承过程中，由于理论失传、品种混乱和品质降低，才出现了真实滋味与功效药味不匹配、相互分离的情况。

如果真的是这样，那么，现在的药性记载一定有一些内容与本原内容相同，也一定有一些内容已经发生了变化，而大黄，就是那个发生了变化的中药，它的本原药味是咸味而不是苦味，五行属性是火中木。

其实，只要找一块大黄，用开水泡一段时间后尝一下就能知道，大黄真的没有那么苦，不像黄连和黄芩那么苦。

所以，希望大家重新认识中药的药味，这也是后面一系列分析的基础。好，今天就讲到这里。

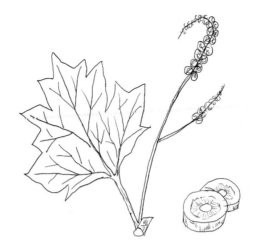

大黄

第八讲

说说安宫牛黄丸

上节课我们讲了经典的泻心之方，三黄泻心汤和栀子豉汤，它们的组方用药完全符合治疗心火病证所用的"苦泻－咸补－酸收"的配伍模式。为了加深印象，本节课我们再说一个以泻心火为主的方子，那就是安宫牛黄丸。

说起安宫牛黄丸，大家都不陌生，都知道它是好药。但是呢，我们常说，用得好才是真的好。安宫牛黄丸是好药，但是如果用得不好，也会有明显的不良反应。所以，什么惊蛰、夏至和冬至节气吃安宫牛黄丸的说法，完全是无稽之谈。

关于安宫牛黄丸，只有一句话：这是一个针对高热惊厥、神昏谵语的急危重症抢救用药。

从汤液经法图角度看，安宫牛黄丸是一个典型的"辛苦除痞"治疗方，以苦泻心为主，辛补肝为辅，为什么这么说呢？

根据药品说明书的描述，安宫牛黄丸的功能主治为"清热解毒，镇惊开窍。用于热病，邪入心包，高热惊厥，神昏谵语；中风昏迷及脑炎、脑膜炎、中毒性脑病、脑出血、败血症见上述证候者"。

从"邪入心包"可以看出，安宫牛黄丸的功效定位在心。从"高热惊厥，神昏谵语"可以看出，这是一个以实证为主的病证。

为什么是以实证为主呢？

根据《辅行诀》的记载，心实病证的表现包括"面赤""喜笑不休"

"心中澹澹然大动""胸胁支满""吐衄血"等。对比安宫牛黄丸的主治证，"面赤"与高热样容貌接近，"喜笑不休"与谵语接近，"心中澹澹然大动"和"胸胁支满"类似于心悸心慌和胸口紧、堵得慌的感觉，这在败血症高热昏蒙患者中比较常见。败血症所谓的"毒血症状"就包括心动过速和心律失常。对于脑梗死患者来说，心慌和胸闷也是常见症状。吐衄血呢？这个就更好理解了，脑出血是一种出血表现，脑膜炎可有出血性皮疹，败血症也会引起出血，这些都是安宫牛黄丸的主治证。其实，在《温病条辨》里第一次出现安宫牛黄丸，就是在温病发斑的治疗论述中。这里的"发斑"，就是出血性的斑疹或紫癜。

所以，从功能主治角度看，安宫牛黄丸所治疗的病证，就是心实病证。

既然是治疗心实病证，当然要以苦味泻心为主，所以在安宫牛黄丸里面，可以看到大量的苦味药，准确地说，是苦寒性的清热解毒中药，包括黄连、黄芩、栀子等，当然，还有最重要的一味药，牛黄。

当然，对于高热惊厥和神昏谵语这样的病证，一定不是单一的心火问题，而是复杂病证，复合问题，比如说，还会涉及肝木。

为什么会涉及肝木呢？其一，肝木与心火是子母关系，肝木生心火，肝、心两脏容易同时出现问题。我们常听到的"心肝火旺"，其实就是两脏同病共病的表现。其二，惊厥这个症状，与肝有关。病机十九条中即有"诸风掉眩，皆属于肝""诸暴强直，皆属于风"的记载。眩晕、颤动、强直、惊厥这些症状，都是肝与风的问题，也就是常说的"肝风内动"。其三，高热神昏的病机多为"痰热上阻心窍"，其治需开窍醒神，祛痰开窍，此目标只有辛散、辛冲、辛行的药味才能实现，而补肝之味恰好就是辛味。

所以，治疗高热惊厥、神昏谵语的安宫牛黄丸，是一个同时作用于心和肝两个脏腑的方子，是一个治疗心肝复合病证的方子。对于心火，要泻心，用苦泻心；对于肝木，要补肝，用辛补肝。两者结合起来，刚好是"辛苦除痞"的意思。这个组方治疗策略，对应在汤液经法图中，就是下面这个区域。

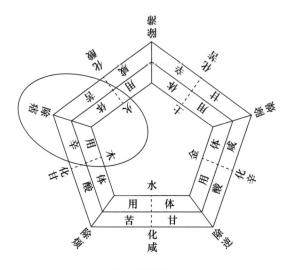

辛开苦降除痞

　　大家注意，这是我们第一次讲汤液经法图五边形外侧的功效，也就是通过子母脏相邻药味的联用，实现"辛苦除痞""咸辛除滞""甘咸除燥""酸甘除逆"和"苦酸除烦"的目标。

　　当然，如果有心的话，大家会发现，上面这5种功效配伍，其实也可以在同一个脏腑内实现。比如"辛苦除痞"，也可以在脾土的治疗组方中体现，用辛味泻脾，苦味燥脾，刚好可以产生泻脾的功效，也可以除痞。还有我们上节课讲的栀子豉汤，其实也是一个"苦酸除烦"的经典方。

　　这个现象说明，汤液经法图展示了一种内涵非常丰富的配伍大法，而且内部逻辑是自洽的。这里面有太多的内容可以挖掘和思考。

　　好，接下来我们就详细分析一下安宫牛黄丸这个方子。

　　安宫牛黄丸的君药是牛黄，注意，不是人工牛黄，是天然牛黄。我们分析方剂的配伍原理时，一律不用人工产品，而是用天然药物。

　　安宫牛黄丸是以苦泻心为主的处方，它的君药牛黄也是一个苦味药。虽然现在《中国药典》标示的牛黄的药性是甘、凉，但是从性状描述上看，牛黄"气清香，味苦而后甘，有清凉感，嚼之易碎，不粘牙"，这里面有苦味。同时，《神农本草经》记载牛黄为"味苦、平"，《中药大辞典》《中华本草》均记载牛黄为"苦、甘，凉"。所以，我们认为，牛黄的苦味是肯定的。

其实，关于牛黄的药味，我们可以再换个角度来看。牛黄是牛的胆结石，源于胆汁，而动物的胆汁一般是苦味的，对吧？所以，无论是功效药性，还是法象药性，牛黄都是苦味的。

更进一步讲，肝胆相表里，肝木的补味是辛味，牛黄也有清香之气和清凉感，也能豁痰开窍，所以牛黄应该是苦、辛味的中药，或者说其属性是"水中木"。

单就这一点看，牛黄是安宫牛黄丸中当之无愧的君药，一个药就辛、苦兼具，就能辛苦除痞。

除了君药牛黄，安宫牛黄丸中还有苦味药黄连、黄芩、栀子，以及水牛角和朱砂。

其中，水牛角比较特殊，这个药除了苦味，应该还有咸味，是苦、咸兼具的中药，专治火病证。其实水牛角是替代品，原方用的是犀角，犀角是什么药性呢？《全国中草药汇编》写的是：苦、酸、咸、寒。对照汤液经法图心火病证的治疗药味（苦泻心，咸补心，酸收心）你就会发现，用犀角这个药治疗心火病证是多么贴切啊！

另外，朱砂也比较特殊，它也是苦、咸之味兼具的中药。而且朱砂这个药，有必要好好说说。现行《中国药典》标示的朱砂的药性是"甘、微寒；有毒"，但是我们看看朱砂的功效主治，"清心镇惊，安神，明目，解毒。用于心悸易惊，失眠多梦，癫痫发狂，小儿惊风，视物昏花，口疮，喉痹，疮疡肿毒"，你觉得这还有一点甘味药的样子吗？

没有，真的一点都没有。所以，从功效上看，朱砂肯定是治疗心火病证的中药，能够镇惊定悸，能够安神明目，可对应于大小补心汤所治疗的"虚烦""怔忡如车马惊"等。而且，朱砂本就是一个红色的矿物药，红色代表心火，味咸皆属火，故朱砂有咸味。同时，《吴普本草》记载朱砂味苦，《辅行诀》也记载朱砂为"水中火"。味苦皆属水，味咸皆属火，这不就正好是苦和咸味吗？所以，我们认为，朱砂应该是苦、咸味的中药，以苦为主，也适合用于心火病证的治疗。

好，既然是泻心火，那么除了苦味药，也要配伍一些酸味药和咸味药。刚才提到的水牛角和朱砂，担任了咸味药的角色，那么酸味药呢？安宫牛黄丸中的酸味药是什么呢？对！就是珍珠，珍珠是酸、咸味的中药。

这就是安宫牛黄丸里面，主要作用于心火病证的治疗用药，牛黄、黄连、黄芩、栀子、水牛角、朱砂、珍珠。

说完了心火，我们来说说肝木。

既然是"辛苦除痞"，那么除了泻心火的苦味，一定还有补肝木的辛味。

之前我们讲过，辛味的代表药有桂枝，有生姜，有麻黄。不过，这些辛味药主要是用来解表的，祛痰湿的作用不足，辛散开窍的作用就更不足了。那么，哪些辛味药具有良好的辛散开窍的作用呢？对！就是各种香辛料，各种富含挥发性成分的香辛料。

比方说，麝香。

大家知道自然状态下最香的东西是什么吗？对，是动物麝的香囊。这个香囊里面的分泌物，就是麝香。麝香有多香呢？我们没法将之量化，但是我们可以从侧面感受一下。现在几乎所有的带有香味的洗发水、沐浴露、洗手液、洗涤剂、香水等，都是添加了化学香精的，而这些化学香精有一个共同的名称，即人工合成麝香类物质。

当然，过度使用这些人工合成麝香类物质，会造成生态环境的污染，会造成大量水体环境出现雌激素/雄激素活性。这个大环境的变化与现在的乳腺癌和不孕不育的高发有没有关系呢？值得深入研究。感兴趣的朋友，可以去看看我们之前写过的一些关于人工麝香的文章。

言归正传，麝香是真的香，是典型的辛温药，能够开窍醒神，治疗热病昏迷、中风痰厥等急危重症。这也是安宫牛黄丸用麝香的最主要原因。

除了麝香，安宫牛黄丸里面还有其他一些辛味药，例如冰片和郁金。

冰片是开窍药这事，我几乎在各大有关合理用药的讲座上都会说。为什么要反复说？因为这个开窍药现在被添加在许多治疗心脑血管疾病的中成药里，用在各种非窍闭的患者身上，而且还是长期使用。这就叫作药不对证，这就叫作药重病轻，这是要出问题的。

至于郁金，就是普通的辛、苦味的植物中药，能够清心凉血，也能够疏肝解郁，也可以算是一个"辛苦除痞"的中药。只不过，与牛黄比起来，郁金这两方面的作用都比较弱罢了。因为功效比较弱，所以适合病情不那么严重的疾病。可见，每个药都有自己的位置，犹如每个人都有自己的舞台。

最后，关于雄黄这个药，目前的各种资料有不一致的地方，我们姑且按照辛味药对待吧，以后有机会我们再细说。

好，上面我们详细地分析了安宫牛黄丸的组方配伍情况。接下来，我们把安宫牛黄丸填在汤液经法图里，见下图。

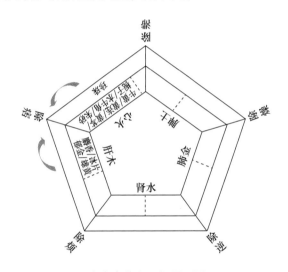

安宫牛黄丸配伍原理图

安宫牛黄丸以苦泻心为主、辛补肝为辅的治疗思路一目了然。其一方面泻心，治疗高热血热谵语；另一方面补肝，治疗痰迷窍闭神昏。

其实，吴鞠通在《温病条辨》里论述安宫牛黄丸时，也表达了类似的观点。看懂本节课内容的同学，读完这段论述，一定有一种"英雄所见略同"的感觉。现在将原文摘录如下，供大家参考学习。

"此芳香化秽浊而利诸窍，咸寒保肾水而安心体，苦寒通火腑而泻心用之方也。牛黄得日月之精，通心主之神。犀角主治百毒，邪鬼瘴气。真珠得太阴之精，而通神明，合犀角补水救火。郁金草之香，梅片木之香，雄黄石之香，麝香乃精血之香，合四香以为用，使闭锢之邪热温毒深在厥阴之分者，一齐从内透出，而邪秽自消，神明可复也。黄连泻心火，栀子泻心与三焦之火，黄芩泻胆肺之火，使邪火随诸香一齐俱散也。朱砂补心体，泻心用，合金箔坠痰而镇固，再合真珠、犀角为督战之主帅也。"

好，本节课就到这里。

第九讲

黄连阿胶汤是补心还是泻心？

上一节课我们讲了安宫牛黄丸的补泻特点，简单来看就是"辛苦除痞"，具体一点就是苦泻心为主，辛补肝为辅。从第二节课讲的桂枝汤开始，到葛根汤、川芎茶调散、四逆散、当归芍药散，再到三黄泻心汤、栀子豉汤，再到安宫牛黄丸，大家可以感觉出来，安宫牛黄丸是比较复杂的一个组方，组方中药数量多，药味亦丰富。

说到这，我们稍微跑题一下。大家都知道，我们经常说"这个方子有6味药"，一般指的就是方子中有6种中药。但实际上如果从真正的五味角度看，就不是6味了，需要合并同类项。

例如，现在的安宫牛黄丸由牛黄、麝香、黄连、黄芩、栀子、雄黄、水牛角、朱砂、冰片、珍珠和郁金组成，不算金箔，一共是11种中药。但是从真正的药味上看，只有苦、辛、咸、酸4种，以苦味和辛味为主。

按照这个思路，桂枝汤含有辛、酸和甘3种药味，三黄泻心汤含有苦和咸2种药味，栀子豉汤含有苦和酸2种药味。所以，4种药味组成的方子，已经算是比较复杂的了，当然还有更复杂的，那就是五味俱全，比如我们前面讲到的当归芍药散。

好，为了加深大家的印象，今天我们再来讲一个心火病证的治疗方。这个方子就是黄连阿胶汤。

要说黄连阿胶汤，就要从它的功效主治说起。

黄连阿胶汤是干什么的呢？首先，我们来看看《方剂学》教材。在教材中，黄连阿胶汤属于安神剂，属于安神剂中的交通心肾类方剂。黄连阿胶汤的功效呢，也是"清热育阴，交通心肾"。这里面有两点需要展开来说。

第一，"清热育阴"这个功效描述，并不是很常见，它最常见的同义词为"养阴清热"。所以，什么养阴、补阴、滋阴、育阴，其实意思都是差不多的。中医药标准化工作里面，中药功效术语的标准化，也是很重要的一方面。为什么要标准化？因为处方用药是一个专业技术工作，需要"书同文，车同轨"，这样才能避免很多误解。

大家看看现在的中成药说明书就知道，内涵基本相同的同一个功效，描述方法可以有很多种，这就会给临床合理用药埋下隐患，造成不必要的重复。虽然中医药进行的是个体化的治疗，治疗方案可以个体化，但治疗理论应该是统一的，不宜个体化。

第二，"交通心肾"这个功效描述，也不是很常见，而且只对应于失眠、心烦这一类疾病，也只有黄连阿胶汤、交泰丸等少数几个方剂具有这种功效，特定性非常强。与此类似的还有桂枝汤的"调和营卫"，小柴胡汤的"和解少阳"。能称得上"调和营卫"的，也就只有桂枝汤类方；能称得上"和解少阳"的，也就只有小柴胡汤类方。

这说明，这种功效描述的适用范围很窄，并不是这些方剂最本质的功效内涵。要搞清楚这些方子究竟是什么功效内涵，与哪些方子相同或相近，就必须要从这些词汇中走出来，用更为本质的视角来认识它们。

我们探索研究汤液经法图的目的，就是要用这个理论体系把所有的中药方剂串起来，找到它们的本质内涵。

好，接下来，我们继续分析黄连阿胶汤的本质内涵。

先来看黄连阿胶汤的主治证。在《伤

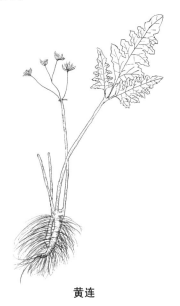

黄连

寒杂病论》中，黄连阿胶汤用于治疗"少阴病，得之二三日以上，心中烦，不得卧"。在《方剂学》中，黄连阿胶汤可治疗"心中烦，不得眠，多梦，口干咽燥，或汗出，或头晕，或耳鸣，或健忘，或腰酸，舌红，少苔，脉细数"。冯世纶在《解读张仲景医学——经方六经类方证》中认为，黄连阿胶汤的辨证要点是"虚烦心悸不得眠，手足心热，或下利便脓血者"。黄煌在《经方100首》中认为，黄连阿胶汤方证的突出表现是"虚性的兴奋失眠"，其现代应用包括热病后失眠、各种出血、下利脓血便、神经症、高血压、膀胱炎、尿道炎、肠炎、直肠溃疡、湿疹、慢性咽炎、慢性口腔溃疡、甲状腺功能亢进症、寻常型银屑病、小儿脑炎高热不退、室性期前收缩和顽固性失音等。

同时，我们看看《辅行诀》有关大小泻心汤和大小补心汤的主治证记载。

> 小泻心汤：心气不足，吐血衄血，心中跳动不安。
>
> 大泻心汤：心中怔忡不安，胸膺痞满，口中苦，舌上生疮，面赤如新妆，或吐血、衄血、下血。
>
> 小补心汤：血气虚少，心中动悸，时悲泣，烦躁，汗出，气噫，脉结。
>
> 大补心汤：心中虚烦，懊怵不安，怔忡如车马惊，饮食无味，干呕气噫，时或多唾，其人脉结而微。

这样一对比，我们发现，似乎黄连阿胶汤与小补心汤和大补心汤的主治证更为接近。比如说，小补心汤的"烦躁"，大补心汤的"心中虚烦"，都提到了"烦"，这是《伤寒杂病论》对黄连阿胶汤主治证最主要的描述，而大、小泻心汤都没有提到"烦"。再如，小补心汤的"汗出""心中动悸"，也出现在黄连阿胶汤的主治证中。

但是，黄连阿胶汤的主治证，也有与小泻心汤和大泻心汤的相似之处，最典型的就是"下血"。《解读张仲景医学——经方六经类方证》《经方100首》等资料显示，黄连阿胶汤可以治疗下利脓血便，甚至其他的一些出血证，这与大泻心汤、小泻心汤的主治证之吐血、衄血和下血非常接近。可见，黄连阿胶汤的五味补泻定位并不那么清晰。

实际上，如果我们只看大泻心汤、小泻心汤和大补心汤、小补心汤的主治证就会发现，其实两者本身就有相似之处。例如，小泻心汤的"心中跳动不安"与小补心汤的"心中动悸"，大泻心汤的"怔忡不安"与大补心汤的"怔忡如车马惊"。这说明，哪怕是看似相反的病证类型，也有可能表现出相似的症状。我们不能单纯依靠症状来用药，而是要综合各种病证表现，确定出病因病机，根据病因病机来用药。

请大家记住，中医处方用药的最本质依据，不是症状，而是导致症状的病因病机。单纯依靠症状来用药，会有误诊误治的风险。

那么，怎么判断病因病机呢？这就需要多方面的考虑，需要抓主要矛盾，需要从症状以外的信息入手进行判断。

接下来，我们就试着分析一下黄连阿胶汤主治证的病因病机。

分析病因病机，就要回答这两个问题：导致一个疾病发生的因素有哪些？出现一组症状的核心原因是什么？回答了这些问题，就明确了病因病机。

黄连阿胶汤主治证的核心要素，是虚热，是一种虚性的病证状态，这一点，很多资料都有论述。比如说，黄煌在《经方100首》中提到的"虚性的兴奋失眠"。这种虚证，是与泻心之方所治疗的实热证状态所对立的。

虚证往往不是疾病的急性期，所以黄连阿胶汤常用于热病后期、慢性感染性疾病、老年人失眠、慢性咽炎等慢性疾病阶段。东晋时期的《肘后备急方》记载的黄连阿胶汤所治的"时气瘥后，虚烦不得眠"，就是在流行性疫病好了之后出现的虚烦不得眠，这也是一种恢复期的病证，而不是急性期的病证。

这一点，是黄连阿胶汤与三黄泻心汤、安宫牛黄丸最不一样的地方。

实际上，《辅行诀》里面就有黄连阿胶汤，只不过不叫这个名字，而是叫作"小朱鸟汤"。鸟，就是东青龙、西白虎、南朱雀、北玄武的那个朱雀，代表南方心火。《辅行诀》怎么描述小朱鸟汤的呢？"治天行热病，心气不足，内生烦热，坐卧不安，时下利纯血如鸡鸭肝者"。看看，既然是"心气不足"，总得补足吧。

综合上述这些原因，我们将黄连阿胶汤归为补心之方，与泻心之方相对。

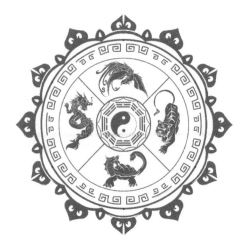

四象

那么，黄连阿胶汤的组方用药，是不是以咸补心为主呢？我们再来看一看。

黄连阿胶汤由黄连、黄芩、芍药、鸡子黄和阿胶组成。在这里面，黄连为苦味药；黄芩为苦味药；芍药一般用白芍，是酸味药；鸡子黄就是鸡蛋的蛋黄，性味甘平；阿胶味甘。所以，从药味上看，黄连阿胶汤是"二苦二甘一酸"的配伍模式。

从汤液经法图上看，苦、甘和酸并不是某一个脏腑治疗方的固定搭配，与之接近的有以下几种情况。

其一，苦酸配伍。苦泻心，酸收心，苦酸配伍用于泻心火，栀子豉汤就是这样的配伍。但是，这种配伍模式未纳入黄连阿胶汤中重要的甘味药，是不完整的。

其二，甘苦配伍。甘补脾，苦燥脾，甘苦配伍用于补脾土，治疗脾虚病证。同时，酸味为脾土之子肺金的补味，"子能令母实"，补肺金可以帮助补脾土。所以，这种模式是成立的，也符合黄连阿胶汤中甘苦为主、酸为辅的药味比例。

那么，这里治疗的脾虚病证是什么样的疾病呢？对，就是饮食不化和下利！这一点我们在随后讲解脾土病证时就会谈到，大家先记住，能食不能食、干呕不干呕、下利不下利，是辨别脾土病证的主要依据。

所以，黄连阿胶汤治疗下利脓血和饮食不进，实际上就是"二苦二甘一酸"这种配伍用药模式治脾土的体现。

除此之外，还有第三种方式，也是符合心火病证治疗的方式，即：二甘二苦化咸补心，一酸收心，治疗心虚病证。同时，来源于动物的阿胶和鸡子黄，也存在本身即兼有咸味的可能，这就增强了全方咸味的强度。这种模式，正是黄连阿胶汤治疗"虚烦不得眠"的本质原因，也是黄连阿胶汤与三黄泻心汤的本质不同。

从组方上看，黄连阿胶汤与三黄泻心汤相比，去掉了清热凉血的大黄，增加了滋阴养血的白芍、阿胶和鸡子黄，所以，增加了滋阴补血的功效，减少了清热泻火的功效，这是一个功效的加减变化。但从汤液经法图角度看，由于给苦味药配伍了等量的甘味药，便激活了"苦甘化咸"的药味配伍转化，使得黄连阿胶汤的功效，由三黄泻心汤的泻心，直接转向了补心，这就不是功效的加减变化了，而是治疗大方向的变化。

所以，黄连阿胶汤的"二苦二甘一酸"组方，通过苦甘化咸，实现了补心火的治疗目标。

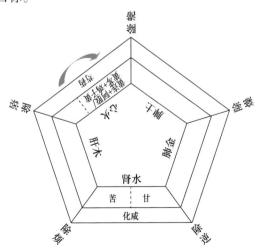

黄连阿胶汤配伍原理图

换句话说，仅仅 3 味药，就让一个组方的治疗方向发生了根本性的调转。这就是中药组方配伍的神奇和精妙之处！

所以，中药组方配伍不应该是随意加减的疗效尝试，而应该是在严密、完整的理论依据指导下的临床实践。组方加减时，除了考虑中药的功效，还应该考虑中药的药味，更应该考虑药味之间的配伍转化和势力对比。我们认为，一张好的中药处方不在于用药的多少，不在于是否面面俱到，而在于是否考虑了药味配伍与转化。脱离了药味配伍与转化的理论指导，用药越多，就会越乱。很多人吃中药无法达到预期的效果，可能就是这个原因。请大家认真思考一下，是不是这么一回事。

关于五味配伍化合理论，我们将在下节课展开来讲。

第十讲

独特的五味配伍化合理论

上一节课，我们讲了黄连阿胶汤是以补心为主的方剂，补心应以咸为主，但黄连阿胶汤的组方用药中并没有咸味药，而是将苦味药（黄连、黄芩）与甘味药（阿胶、鸡子黄）配伍，通过苦甘化咸的形式来实现咸补心的目标。

那么，为什么苦味药与甘味药可以化合为咸味药呢？

这就是我们本节课的主角，五味配伍化合理论。

五味配伍化合，也可以叫作五味配伍转化或五味配伍化生，其实就是汤液经法图外侧标示的5个药味转化信息（如下图），包括肝木区域的"化甘"，心火区域的"化酸"，脾土区域的"化苦"，肺金区域的"化辛"和肾水区域的"化咸"。

以"化甘"为例，肝木区域的肝脏的补味（辛味）和泻味（酸味）配伍在一起，就能化生出甘味，简称为"辛酸化甘"或者"酸辛化甘"。依次类推，我们可以得到以下五味配伍化合理论。

肝木病证——辛酸化甘、酸辛化甘

心火病证——咸苦化酸、苦咸化酸

脾土病证——甘辛化苦、辛甘化苦

肺金病证——酸咸化辛、咸酸化辛

肾水病证——苦甘化咸、甘苦化咸

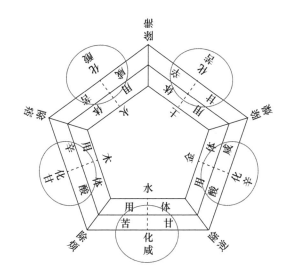

五味配伍化合理论示意

其实，每一类病证的五味配伍化合关系，其实就是前面讲过的补味、泻味和调味之间的关系。例如，肝木病证的治疗原则是辛味补肝、酸味泻肝和甘味缓肝，而肝木病证的五味配伍化合关系就是，辛酸化甘。这二者是统一的。

好，假如是第一次看到这样的五味配伍化合关系，大家会有什么想法呢？

可能将信将疑吧。

接下来，我说说我第一次看到这个五味配伍化合关系时的想法。

第一个想法，这套五味配伍化合关系，以前在中药药性理论的课程上没有学过。没错！这种五味之间的配伍转化关系是很独特的理论体系，之前少有耳闻。

第二个想法，为什么五味之间会有配伍化合的关系呢？关于这个问题，我的理解是，这是一种大自然的客观规律。如果我们直接采用烹饪的方法，等比例地调和前 2 种味道，很有可能会出现第 3 种味道。

举个例子，糖蒜。

大家都吃过糖蒜，糖蒜是什么味道的呢？是酸甜的嘛。怎么制作糖蒜呢？一般是将新鲜的蒜与醋、白糖和盐一起腌制。但在实际制作时，有人是少加糖的，有人是少加盐的，而醋是必须都加的。

实际上，从汤液经法图"辛酸化甘"的角度看，大蒜为辛味，醋为酸味，辛酸化甘。如果我们只将新鲜大蒜（辛味）与醋（酸味）一起腌制，这样制作好的糖蒜，应该也是甜味的。感兴趣的同学可以试试。

又比如，可以试试前面讲的岐山臊子面，酸咸化辛，辛辣发汗除湿。

再比如，可以试试将干辣椒面与糖等比例混合，看看是不是会有苦味。

诸如此类，应该在饮食上有所体现。药食同源，食味与药味同宗同源，食味有什么样的组合变化，药味就会有什么样的配伍变化。搞烹饪研究的同志们，可以开个课题探索一下，是不是存在食味上的组合变化。

第三个想法，为什么五味配伍化合是这样的规律呢？换句话说，辛酸配伍为什么会化甘，而不是化咸呢？

这个问题，也许才是五味配伍化合关系的本质。

为了阐明这个本质，我们在数学专业人士的指导下，采用数学的方法进行了研究。为什么一定要采取数学的方法呢？因为上面所示的这些个五味配伍转化关系，具有很强的逻辑性，背后一定有数学理论的支持，可以用数学理论来表达。

其实，这个研究的第一阶段已经完成了，发表在《世界科学技术—中医药现代化》杂志 2021 年第 23 卷第 4 期上，原文很长，下面我简明扼要地给大家介绍一下。

首先，将问题转化为数学语言。

五味配伍化合关系是一种两两关系，而表达这种两两关系最好的形式就是矩阵，也叫作行列式，类似于 EXCEL 表格的行列式。在这个行列式里，行代表五味，列也代表五味，行列交点显示的是化合后的药味。

例如，当五味与自己化合的时候，就显示本味，如辛味（行）与辛味（列）化合得到辛味。当五味与满足配伍化合关系的药味化合的时候，就显示化合后的药味，如辛味（行）与酸味（列）化合得到甘味。其他的关系，结果一律为零。

然后，用数字 1、2、3、4、5 来代表辛、咸、甘、酸、苦，就能得到下面的矩阵。

$$S_1 \begin{bmatrix} 1 & 0 & 5 & 3 & 0 \\ 0 & 2 & 0 & 1 & 4 \\ 5 & 0 & 3 & 0 & 2 \\ 3 & 1 & 0 & 4 & 0 \\ 0 & 4 & 2 & 0 & 5 \end{bmatrix}$$

我们要想搞清楚辛酸化甘而不是化咸的本质，转化成数学问题即：找到矩阵的特点，任意变换其中元素的位置，证明符合特点的矩阵是唯一的。

听着很复杂吧？但实际上没那么复杂，只是用数学语言来表述罢了。最终，我们采用穷举法，成功证明了符合特点的矩阵只有原始矩阵一个。

符合哪些特点呢？

比方说，如果大家细心观察就会发现，无论是五脏的补味，还是五脏的泻味，还是化合后形成的调味，在汤液经法图中的顺时针分布，都是"辛→咸→甘→酸→苦"的顺序，只不过五脏的补味，是从肝木开始；五脏的泻味，是从脾土开始的；五脏的调味，是从肺金开始的。这个特点落实在矩阵中，就是元素之间的平行律。

又比方说，五味配伍化合关系中，辛酸配伍不能再化辛，或者再化酸，也就是自己不能化自己。这个特点落实在矩阵中，就是元素位置的不可遇律。

再比方说，大家都知道五行之间有相生相克的关系，比如肝木生心火，肝木克脾土。但是这些相生相克关系都是两两关系，而五味配伍化合理论却是三个元素之间的关系。如果我们把五味配伍化合关系也看作是一种特殊的相生关系，那么，这种特殊的相生关系就不能与原来两两相生的关系重叠。所以，辛味与酸味化合而成的化味，就不应该是辛味自己就能生的咸味。这个特点落实在矩阵中，就是元素位置的特定空缺。

利用以上方法，能排除很多不可能存在的候选矩阵，最后其实就只能得到原始矩阵一个。

利用这种思路，我们证明了五味化合关系的唯一性。换句话说，辛酸必定化甘，不能化辛，不能化酸，不能化咸，不能化苦，这个三角关系是锁死的。

知道了这一点，我们就可以放心地使用五味配伍化合关系了。

晦涩的说完了，接下来说说轻松的。

五味配伍化合理论，是汤液经法图非常重要的一个内容，填补了中药药性理论相关内容的空白，丰富了五行相生相克理论。往小里说，五味配伍化合理论是分析中药饮片复杂组方配伍的金钥匙，有了这个钥匙，未来我们就能干好多事。往大里说，五味配伍化合理论将五行相生相克关系提升到了一个全新的高度，并且与五运六气、奇门遁甲、五色五音等其他五行学说的衍生理论有着密切的关系，这是一种超越医药领域的关联关系。

比如说五运六气理论中，胜气和复气的概念，就与五味配伍化合有相似之处。

2021辛丑年是水运不足，胜气为土，复气为木，有胜必有复。所以，我们今年见到了更多的沙尘天气和大风天气，风疹瘙痒、鼻塞流涕等过敏性疾病也多发。在这样的胜复气关系中，水为苦，土为甘，木为辛。水不足，故土胜，土胜则水更不足，为了平衡这个局面，木出现以克土保水。所以，在土胜的基础上，辛木的出现，是为了克甘土保苦水。保了苦水，减少了苦水的过度损耗，其实就是变相的生苦水。也就是，辛木合甘土生苦水，辛甘化苦。

所以，五味配伍化合理论十分重要，大家一定要记住。在未来的方解中，我们还会多次用到它。

好，本节课就讲到这里。

第十一讲

理中丸的君药究竟是谁?

从本节课起，我们开始讲脾土病证的治疗方。第一个治疗方，理中丸。

　　理中丸的组成很简单，一共4个药，人参、干姜、白术和甘草。其中，白术一般用炒白术，甘草一般用炙甘草。既然是都用炒制的炮制品，那么这个方子的功效也很明确，那就是温中健脾。

　　虽然理中丸仅由4味药组成，但关于它的君药却一直存有争议。

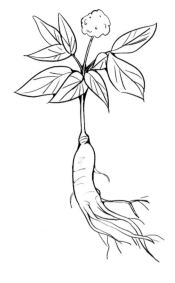

人参

争议的一种，见于《方剂学》。

在 1983 年许济群主编的《方剂学》中，理中丸"以干姜为君，温中焦脾胃而祛里寒。人参大补元气，助运化而正升降，为臣药"。简单地说，就是理中丸的君药为干姜。

在 2012 年王付主编的《方剂学》中，理中丸"以干姜温中祛寒，以人参益气健脾，两者既治寒又治虚，共为君药"。简单地说，就是理中丸的君药为干姜和人参。

无论怎样，干姜都稳坐在君药的位置上。也许正是因为干姜的君药位置，所以理中丸在《方剂学》中的分类，不是补气药，而是温里药。

而争议的另一种，见于中药新药申报要求、中药说明书格式书写要求和《中国药典》。

什么意思呢？

第一个意思，在中药新药注册申报时，需要准备很多资料，其中有一项叫作"临床试验资料综述"。在这个综述里面，申报方要"说明处方合理性依据，如按照中医理论组方，应简述处方中君、臣、佐、使及各自功用"。也就是说，在中成药申报时，应明确这个组方的君、臣、佐、使。

第二个意思，在中成药说明书撰写时，"成分"项下的中药饮片组分的书写是有顺序要求的，要求"排列顺序需符合中医药的组方原则，能够体现药品的基本功效"，不能随便写。毫无疑问，这里的"中医药的组方原则"指的就是君、臣、佐、使。中成药说明书上的"成分"项下的中药书写顺序，应该就是君、臣、佐、使顺序，并且，这个顺序与药品生产标准上的顺序是一致的。

在《中国药典》中，药物的书写顺序是什么样的，君、臣、佐、使的顺序就是什么样的。《中国药典》收录的理中丸，第一个成分是党参，第二个成分是土白术，第三个成分是炙甘草，第四个成分是炮姜。而且从用量上看，炮姜并不是像《方剂学》中那样与其他三个药等量，而是减少到其他三个药用量的 2/3。这其中的地位变化一目了然，再说炮姜是君药就不太合适了。

那么，理中丸的君药究竟是谁呢？让我们从汤液经法图的角度看一看。

首先，我们来分析一下，理中丸的组方药味：人参，干姜，白术，甘草。

很幸运，这 4 个药都出现在《辅行诀》的二十五味药精的记载里。其中，姜为木中土，味辛；人参为土中土，味甘；甘草为土中木，味甘；术为水中土，味苦。这里的姜，包括干姜和生姜。这里的术，包括白术和苍术。

所以，理中丸的组方结构是"二甘一辛一苦"，这一点，首先要明确。

二甘一辛一苦的结构具有什么样的功效特点呢？根据《辅行诀》的记载："脾德在缓。故经云：以甘补之，辛泻之。脾苦湿，急食苦以燥之。"换句话说，甘补脾，辛泻脾，苦燥脾。

按照这个思路，理中丸的组方显然是一个以补脾为主，补泻兼施的方子，可治疗脾虚病证。这种脾虚病证的表现，主要是"身重""四肢不用""足痿""苦饥""腹满溏泄""食不化"等。这与理中丸的主治证（倦怠乏力、饮食不佳、下利腹满、腹痛喜按等）还是十分相似的。

实际上，《辅行诀》中收录的小补脾汤，就是理中丸的组方，只不过，小补脾汤中的白术用量是其他三药的 1/3。我们有理由相信，理中丸就是以小补脾汤为基础衍生而来的。

既然理中丸是以补脾为主，那么君药就应该是具有补脾作用的甘味药，而不应该是具有泻脾作用的辛味药。在理中丸的组方中，人参和甘草为甘味，干姜为辛味，所以，君药只能在人参和甘草中产生，或者说，人参与甘草共为君药，而味辛泻脾的干姜，注定不是理中丸这样一个以补脾为主的治疗方的君药。

至此，关于理中丸君药的孰是孰非，可以休矣！

虽然干姜不是理中丸的君药，但它的的确确是理中丸组方里很重要的一个药。

为什么这么说呢？

我们来比较一下理中丸与四君子汤这两个很相近的方子，就明白了。

理中丸由人参、甘草、干姜和白术组成，而四君子汤由人参、白术、

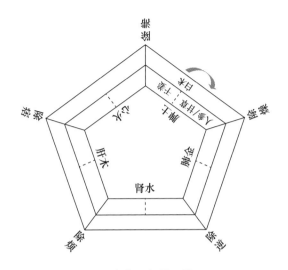

理中丸配伍原理图

茯苓和甘草组成。从成分上看，两者都是4味药组成的方剂，都含有人参、甘草和白术，相同成分占两者组方用药的75%，妥妥的大部头啊！按理说，这两个方子应该属于同一功效类别才对，但实际上，在《方剂学》中，理中丸是温里剂，而四君子汤是补气剂，并不属于同一功效类别。

造成这种差异的根本原因是什么呢？

对！就是干姜与茯苓的药性差异。注意，是药性差异，不是功效差异。从药性上看，干姜是辛温类中药，味辛；而茯苓是甘平类中药，味甘。味辛泻脾，味甘补脾，完全相反。

所以，理中丸是一个以补脾为主，补泻兼施的方子，而四君子汤则是一个完完全全的补脾方，并不具有补泻兼施的功效。这种补泻功效的差异落实在适应证上，就表现为止呕作用的有无。

前面我们说过，止呕是经典的辛味泻脾功效之一。理中汤具有一定的泻脾作用，就是它能够治疗呕吐，具有一定的止呕作用；而四君子汤一般并不具有止呕作用，而只是单纯地用于脾胃气虚证所表现出来的四肢无力、倦怠乏力、食少便溏等。

实际上，在单纯由甘味药和苦味药组成的补脾之方的基础上，只要加了生姜、半夏、陈皮这样的辛味药，就会具有一定的止呕作用。如下所列方剂。

> 理中九：含有辛味药干姜，温中止呕，用于治疗虚寒性呕吐。

> 附子理中九：含有辛味药干姜和附子，温中止呕，用于虚寒重症所致的呕吐下利。

> 理中化痰丸：含有辛味药干姜和半夏，温中健脾祛痰，用于脾胃虚寒所致的脘腹疼痛和呕吐痰涎。

> 异功散：含有辛味药陈皮，健脾和胃，用于治疗胸脘痞闷呕吐。

> 六君子汤：含有辛味药半夏和陈皮，健脾祛痰湿，用于治疗恶心呕吐和咳嗽痰多。

> 香砂六君子汤：含有辛味药陈皮、半夏、木香和砂仁，健脾行气祛痰湿，用于治疗脘腹胀满和呕吐泄泻。

所以，上面这些方剂其实都属于同一类，是治疗脾土病证的攻补兼施类方剂。同时，这些方剂也提示我们，从功效角度对方剂分类，似乎并不是最佳方式。比如，温里剂也具有补气的作用，而补气剂的药性也是偏温的，也含有温里药，这两个类别容易混淆。但如果从药味补泻的角度进行分类，就可以很自然地分为补脾土剂、泻脾土剂和补泻兼施治脾土剂，类别之间也不会混淆和重叠。这也许是未来方剂学理论的一个发展方向吧。

好了，本节课就到这里，下节课我们继续讲脾土病证的治疗方。

第十二讲

同一个经方，不同的名字

在前面的课程里，我们讲了黄连阿胶汤的补泻特点，其中提到，在《辅行诀》中就有黄连阿胶汤，只不过不叫这个名字，而是叫作"小朱鸟汤"。这就说明，《伤寒杂病论》与《辅行诀》都收录了同一个方子，但却有不同的名字。

其实这样的现象，还体现在很多其他经方上。

今天，我们就来展开说说。

第一，黄连阿胶汤。黄连阿胶汤的组方用药，与《辅行诀》中小朱鸟汤的组方用药完全一样，我们来看看。

《伤寒杂病论》中的黄连阿胶汤

黄连四两　黄芩二两　芍药二两　鸡子黄二枚　阿胶三两

《辅行诀》中的小朱鸟汤

鸡子黄二枚　阿胶三锭　黄连四两　黄芩二两　芍药二两

对比一下，两者的组方用药完全一样，甚至配伍用量也完全一致，只是阿胶的用量单位不同，《伤寒杂病论》中记载为两，《辅行诀》中记载为锭。其实，锭剂就是固体制剂的一种，阿胶锭就是阿胶块。有观点认为，古时阿胶一斤切十六块（锭），而古制一斤就为十六两，所以一锭就是古制一两。阿胶的三锭，就是古制三两，这就与《伤寒杂病论》的记载吻合了。所以，无论是从选药看还是从用量看，黄连阿胶汤与小朱鸟汤都是同一个方子。

当然，现在的《方剂学》中，黄连阿胶汤的阿胶用量为 9 g，《中国药典》中阿胶的日常用量为 3 ~ 9 g，临床上也有用 10 g、15 g 甚至更大量者。

第二，桂枝汤。这是第二节课讲到的方子，是一个典型的补肝之方，与桂枝汤相似的方剂，在《辅行诀》中称为小阳旦汤。

《伤寒杂病论》中的桂枝汤

桂枝三两　芍药三两　甘草二两　生姜三两　大枣十二枚

《辅行诀》中的小阳旦汤

桂枝三两　芍药三两　生姜二两　甘草二两　大枣十二枚

对比一下，两者的组方用药完全一样，用量配比上略有差异。桂枝汤用生姜三两，小阳旦汤用生姜二两。其实，从汤液经法图角度看，桂枝与生姜均为辛味药，芍药为酸味药，只要桂枝与生姜的用量之和高于芍药，那么全方就是以补肝为主。因此，生姜是二两还是三两，其实没有决定性的意义。所以，桂枝汤与小阳旦汤也是基本完全相同的方子。

第三，理中丸。前面讲过，理中丸是一个补泻兼施，以补为主的脾土治疗方，与理中丸相似的方剂，在《辅行诀》中名为小补脾汤。

《伤寒杂病论》中的理中丸

人参三两　干姜三两　炙甘草三两　白术三两

《辅行诀》中的小补脾汤

人参三两　炙甘草三两　干姜三两　白术一两

对比一下，两者的组方用药完全一样，只是在配比上，理中丸用了更多的白术而已。前面说过，白术味苦燥湿，对于以补脾土为主的方子，其用量高低不具有决定性的影响。所以，理中丸与小补脾汤，也是基本完全相同的方子。

除此之外，还有分别收录于《伤寒杂病论》与《辅行诀》中的三黄泻心汤与小泻心汤、四逆汤与小泻脾汤、黄芩汤与小阴旦汤、黄芪建中汤与大阳旦汤、小柴胡汤与大阴旦汤等，它们都存在极高的相似性。为了帮助大家一目了然，我们把它们列在表1里。

表1 相似方剂一览表

序号	《伤寒杂病论》		《辅行诀》		差异之处
	名称	组方	名称	组方	
1	黄连阿胶汤	黄连四两、黄芩二两、芍药二两、鸡子黄二枚、阿胶三两	小朱鸟汤	鸡子黄二枚、阿胶三锭、黄连四两、黄芩二两、芍药二两	阿胶用量
2	桂枝汤	桂枝三两、芍药三两、甘草二两、生姜三两、大枣十二枚	小阳旦汤	桂枝三两、芍药三两、生姜二两、甘草二两、大枣十二枚	生姜用量
3	理中丸	人参三两、干姜三两、甘草三两、白术三两	小补脾汤	人参三两、甘草三两、干姜三两、白术一两	白术用量
4	三黄泻心汤	大黄二两、黄连一两、黄芩一两	小泻心汤	黄连三两、黄芩三两、大黄三两	大黄、黄连和黄芩的用量
5	四逆汤	附子一枚、甘草二两、干姜一两半	小泻脾汤	附子一枚、干姜三两、甘草三两	干姜、甘草的用量
6	黄芩汤	黄芩三两、甘草二两、芍药二两、大枣十二枚	小阴旦汤	黄芩三两、芍药三两、生姜二两、甘草二两、大枣十二枚	有无生姜，芍药用量
7	黄芪建中汤	桂枝三两、甘草二两、芍药六两、生姜三两、大枣十二枚、胶饴一升、黄芪一两半	大阳旦汤	黄芪五两、人参三两、桂枝三两、生姜三两、甘草二两、芍药六两、大枣十二枚、饴一升	有无人参，黄芪用量
8	小柴胡汤	柴胡半斤、黄芩三两、人参三两、半夏半升、甘草三两、生姜三两、大枣十二枚	大阴旦汤	柴胡八两、人参三两、黄芩三两、生姜三两、甘草二两、芍药四两、大枣十二枚、半夏一升	有无芍药，甘草和半夏用量
9	麻黄汤	麻黄三两、桂枝二两、杏仁七十个、甘草一两	小青龙汤	麻黄三两、杏仁半升、桂枝二两、甘草一两半	杏仁和甘草用量

序号	《伤寒杂病论》		《辅行诀》		差异之处
	名称	组方	名称	组方	
10	小青龙汤	麻黄三两、芍药三两、细辛三两、干姜三两、甘草三两、桂枝三两、五味子半升、半夏半升	大青龙汤	麻黄三两、细辛三两、芍药三两、甘草三两、桂枝三两、五味子半升、半夏半升、干姜三两	无
11	白虎汤	知母六两、石膏一斤、甘草二两、粳米六合	小白虎汤	石膏如鸡子大一枚，知母六两、甘草二两、粳米六合	石膏用量
12	竹叶石膏汤	竹叶二把、石膏一斤、半夏半升、麦门冬一升、人参二两、甘草二两、粳米半升	大白虎汤	石膏如鸡子大一枚，麦门冬半升、甘草二两、粳米六合、半夏半升、生姜二两、竹叶三大握	有无人参和生姜，竹叶、石膏、麦门冬和粳米用量
13	真武汤	茯苓三两、芍药三两、生姜三两、白术二两、附子一枚	小玄武汤	茯苓三两、芍药三两、白术二两、干姜三两、附子一枚	生姜与干姜
14	附子汤	附子二枚、茯苓三两、人参二两、白术四两、芍药三两	大玄武汤	茯苓三两、白术二两、附子一枚、芍药二两、干姜二两、人参二两、甘草二两	有无干姜和甘草，附子、芍药和白术用量

通过这张表就能看出来，张仲景《伤寒杂病论》与陶弘景《辅行诀》中拥有众多名称不同但组方极为相似的方剂。造成这种现象的原因，很可能是两者都参考并引用了同一个来源的原始资料。只不过，两者采取了不同的引用策略，《辅行诀》更多地是直接转述，而《伤寒杂病论》则对原始资料中的方剂名称进行了更改和调整。

这一点，《辅行诀》是有所记载的。

例如，陶弘景在《辅行诀》中提道："汉晋以还，诸名医辈，张机、卫汜、华元化、吴普、皇甫玄晏、支法师、葛稚川、范将军等，皆当代名贤，咸师式此《汤液经法》，愍救疾苦，造福含灵。"这说明，当时的名医都以《汤液经法》为指导原则来组方，他们参考的原始资料就是伊尹的

《汤液经法》。

又如，陶弘景又提道："张机撰《伤寒论》，避道家之称，故其方皆非正名也，但以某药名之，以推主为识耳。"这说明，张仲景在编写《伤寒杂病论》时，对《汤液经法》中的方剂名称进行了修改，以组方中的君臣药来命名。

再如，陶弘景还提道："今检录常情需用者六十首，备山中预防灾疾用耳。"这说明，《辅行诀》收录的大、小补泻汤和二旦、四神方，是《汤液经法》里面的原方。

基于以上原因，就出现了同一个经方拥有不同名字的奇怪现象。

不过，也正是这个现象，能够帮助我们重新认识经方，重新认识六经病。准确地说，是能够帮助我们从脏腑虚实辨证的角度重新认识经方。

例如，黄连阿胶汤是少阴病的经典治疗用方，是用来治疗少阴不寐的基础方。但从脏腑补泻角度来看，黄连阿胶汤就是定位在心肾的治疗方，以补心为主，补泻兼施。换句话说，少阴病就应该是与心肾相关的疾病，一方面，少阴寒化证以肾为主，出现恶寒、骨节疼痛等肾水病证的表现；另一方面，少阴热化证以心为主，出现心悸、失眠、烦躁等心火病证的表现。

从治疗用药的角度看，根据汤液经法图，苦味补肾水，甘味泻肾水，苦味泻心火，苦甘化咸补心火。由此可知，只要具备苦味药和甘味药这两种中药，就可以通过选药配伍，组成一个或补心，或泻心，或补肾，或泻肾，或补泻兼施，或心肾同治的治疗方，所以，从汤液经法图角度看，苦味药和甘味药应该是少阴病治疗方的精髓。

当然，由辛味药与甘味药配伍，辛甘化苦得到的苦味，以及由辛味药与酸味药，辛酸化甘得到的甘味，也都算数。所以，在《伤寒杂病论》的少阴病治疗方中经常见到二十五味药精中的辛味药附子和干姜，也就不足为奇了。

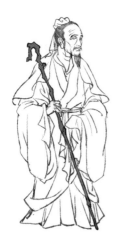

张仲景

大家还可以想一想，张仲景改《汤液经法》方名，换用方剂中的主药来命名这件事，有哪些利弊，以及是利大于弊，还是弊大于利。

简单地说，其中最大的利还是适应当时社会文化氛围的需要，更好地传承和保留经方学术。也许在当时的文化背景下，社会上对于道家学说的内容是排斥的，或者是误解的。就像站在现代医学成分论和靶点论的角度，中医中药也很难理解一样。

同时还有一个有利之处，那就是以组方主药命名的话，临床使用的人会比较好掌握组方药味有什么、哪个是主药或君药。例如，黄连阿胶汤与小朱鸟汤相比，显然，黄连阿胶汤的名字便于记忆，也便于明了其中的主药是黄连和阿胶。

但是，其中的弊在于，整个方剂的功效特点，包括可能的症状表现、定位脏腑、易发病时间段、易发病人群特点、潜在的治疗药物、服药时间和注意事项等信息，都被掩盖了。

什么意思呢？

大家可以想，小朱鸟汤这个名字，看似是一个名字，但背后却蕴含了更多的信息。朱鸟就是朱雀，南朱雀，这就代表南方，代表心火，代表丙丁，代表夏季，代表小肠，代表红色，代表少阴君火，代表苦味，代表热量，代表高兴，代表可以与一系列带有火属性的中药发生关联，例如"水中火"黄连，"木中火"蜀椒，"金中火"豆豉等，而这所有信息，在改名为黄连阿胶汤之后，就被掩盖了。掩盖的时间长了，就可能会形成文化断层，形成逻辑失序，再也接不上了。

所以，《伤寒杂病论》对《汤液经法》诸方的改名，绝对是一个利弊共存的事，我们要吸收有利一面的经验，而尽可能地将文化断层和逻辑失序的弊减到最小。我们现在推广汤液经法图，也是这个目的。

第十三讲

半夏泻心汤，其实泻的是脾

本节课，我们来看看半夏泻心汤及其类方的功效特点。

讲心火病证时，我们讲了三黄泻心汤，讲了栀子豉汤，讲了安宫牛黄丸和黄连阿胶汤。在前面的课程里，我们讲了脾土病证的第一个治疗方，即理中丸。那么，为什么这节课又要讲一个泻心汤呢？

原因很简单，前面也提到过，从汤液经法图体系来看，半夏泻心汤其实并不是一个真正的泻心之方，而是一个调脾泻脾之方。

第一个支持证据，来源于《方剂学》。

半夏泻心汤及其类方甘草泻心汤、生姜泻心汤等，在《方剂学》中与小柴胡汤、逍遥散等同属于和解剂，是和解剂中的调和脾胃剂。从这个功效分类就可以看出来，半夏泻心汤的作用定位在脾胃。

第二个支持证据，来源于功效主治。

半夏泻心汤的功效是寒热平调，消痞散结，用于中虚寒热错杂痞证，治疗心下痞，但满不痛，困倦乏力，或呕吐，或肠鸣下利，舌淡，苔薄黄。从现代医学角度看，常用于治疗慢性胃炎、胃及十二指肠溃疡、胃下垂、肠易激综合征、慢性肝炎、慢性肠炎等属于寒热错杂者。

由此可知，这是一个典型的脾胃病治疗方。

而且，从《辅行诀》中关于脾土病证的记载可知，"脾实则腹满，飧泻；虚则四肢不用，五脏不安"。也就是说，脾实病证是以腹满、呕吐和泄泻为典型表现的，而脾虚病证是以乏力倦怠为典型表现的。如果患者两者兼有呢？对，那就是虚实夹杂，就是虚实相兼。

实际上，临床上最常见的，正是这种虚实夹杂和虚实相兼的脾土病证。所以，我们之前提到的脾土病证治疗方里面，除了单纯的泻脾之方（也就是小半夏汤）与单纯的补脾之方（也就是四君子汤）外，其他诸如六君子汤、香砂六君子汤、理中丸、附子理中丸等，都是补泻兼施的脾土治疗方。同样，我们的半夏泻心汤类方也是补泻兼施的脾土治疗方。

第三个支持证据，来源于药味组成。

半夏泻心汤的组方用药为：半夏半升、黄芩三两、人参三两、干姜三两、甘草三两、黄连一两和大枣十二枚。归纳一下，半夏和干姜味辛，黄芩和黄连味苦，人参、甘草和大枣味甘。所以，这是一个典型的由辛味、苦味和甘味组成的方子，而在汤液经法图中，脾土病证的治疗，恰好就是由辛味、苦味和甘味来完成的，所谓"甘补脾，辛泻脾，苦燥脾"。

综上，半夏泻心汤确是一个脾土病证的治疗方。

接着，我们来看看半夏泻心汤的类方。

生姜泻心汤由生姜四两、甘草三两、人参三两、干姜一两、黄芩三两、半夏半升、黄连一两和大枣十二枚组成，也是辛味、苦味和甘味的组合。甘草泻心汤由甘草四两、黄芩三两、半夏半升、大枣十二枚、黄连一两、干姜三两和人参三两组成，也是辛味、苦味和甘味的组合。黄连汤由黄连三两、甘草三两、干姜三两、桂枝三两、人参二两、半夏半升和大枣十二枚组成，也是辛味、苦味和甘味的组合。它们都是"辛-苦-甘"的组合，都是脾土病证的治疗方。

既然是治疗脾土病证，为什么这些方都叫作"泻心汤"呢？

原因也很简单，是因为它们的适应证都有"心下痞""心下痞硬"这些症状。但这里的"心下痞"，显然是一个定位概念，其实就是指的胃脘或胸脘部的满闷不舒，并不单纯是心胸区域的满闷不舒。

所以，从汤液经法图角度看，半夏泻心汤及其类方治疗的主要方向不是心火病证，而是脾土病证。准确地说，它们是补泻兼施的脾土治疗方，用于虚实夹杂的脾土病证。

半夏泻心汤、甘草泻心汤、生姜泻心汤和黄连汤，有什么样的功效区别呢？

首先，我们来看看《方剂学》是怎么说的。根据《方剂学》的记载，这四个方子含有 6 个相同中药，均具有散寒清热、散结除痞的作用。其中，半夏泻心汤"寒热平调，消痞散结，主治中虚寒热夹杂病证"，生姜泻心汤"补中降逆，散结消水，主治中虚寒热水气痞证"，甘草泻心汤"补虚温中，泻热消痞，主治中虚寒热夹杂痞证且以虚为主"者，黄连汤"清热和阴，温中通阳，主治胃热脾寒证且以寒为主"者。

简单来看，生姜泻心汤消水气比较突出，甘草泻心汤补虚比较突出，黄连汤散寒比较突出，而半夏泻心汤相对中立。

接着，我们从汤液经法图的角度来看看，这几个方子都有什么特点。

前面说过，这几个方子都同时含有甘味药和辛味药，甘补脾，辛泻脾，所以，都是补泻兼施的方子，但有补多一点还是泻多一点的区别，就有甘草补还是人参补、半夏泻还是生姜泻的区别。这些区别，都可以从药味配比和用量上推敲出来。

我们把这 4 个方子的药味组成列出来。

半夏泻心汤：二辛三甘二苦

生姜泻心汤：二辛三甘二苦

甘草泻心汤：二辛三甘二苦

黄连汤：三辛三甘一苦

由此可知，黄连汤是辛泻与甘补的药味数相同，其余都是辛泻少于甘补。但是呢，仅仅看药味数也不够，还需要看用量。接下来，我们看看用量。

半夏泻心汤：二辛（半升＋三两）三甘（三两＋三两＋十二枚）二苦（三两＋一两）

生姜泻心汤：三辛（半升＋四两＋一两）三甘（三两＋三两＋十二枚）二苦（三两＋一两）

甘草泻心汤：二辛（半升+三两）三甘（四两+三两+十二枚）二苦（三两+一两）

黄连汤：三辛（半升+三两+三两）三甘（三两+二两+十二枚）一苦（三两）

于是，问题来了，不同中药采用的量纲不一样，有的是两，有的是升，有的是枚。这种情况下，想要比较用量，必须要将其换算为同一量纲。

但是，众所周知，经方药物的用量一直是伤寒学界的争议问题，不同专家学者的观点并不一致。其实，这不是只在现代才发生的事情，历朝历代对于经方药物的用量都有争议。就半夏泻心汤来说，其中半夏的用量，就有半升、半斤、三两、二两半、一两、三钱等不同，大约有 20 种。即使换算成现在的公制克，半升半夏也有 64 g、61 g、39 g、24 g、12 g 等不同观点。

所以，在这种争议局面下，要想从用量上来精准地比较，并非一件易事。

那么，我们该怎么办呢？

别着急，其实还有一个更直接的方法，直接看主治证，直接尝味道。

我们说，脾土病证中，腹满、干呕和泄泻代表脾实，倦怠乏力代表脾虚。半夏泻心汤的主治证为"心下痞"，这一个"痞"字，腹满吐利自在其中。有学者统计了历朝历代古籍记载的半夏泻心汤的 22 个主治病证，分别为痞证、暑证、疟疾、反胃、湿温、黄疸、痢疾、呃逆、胃痛、痰饮、腹痛、眩晕、泄泻、关格、积聚、中风、噎膈、消瘅、吐蛔、暑温、霍乱和胸痹。

仔细看看，几乎全都是吐、利、满、痛，没有一点倦怠乏力的样子。从这个角度看，半夏泻心汤是一个以泻脾为主的补泻兼施治疗方。

这样的泻脾之方，应以辛味为主，在真实口感上会有辛味或辛辣感。网上有不少患者咨询：为什么自己煎煮的半夏泻心汤会有些辣？可能就是这个原因。日本的半夏泻心汤颗粒剂，也标注"味ははじめ甘く、後に辛

い"（味道先甜，后辣），或者"甘苦く、後にやや辛い"（甜苦，之后有点辣）。这提示我们，辛辣味可能才是这个方子的主要口感。

换句话说，如果煎煮出来的半夏泻心汤没有了辛辣味，那么泻脾去痞的功效也就没有了。

所以，综合来看，半夏泻心汤是一个以泻脾为主、补泻兼施的治疗方。在原方基础上增加姜的用量，无论是生姜还是干姜，都是增强泻脾之力，增强姜泻脾止呕之力；而在原方基础上增加甘草，虽然增强了补虚的作用，但可能并未改变整个方子以泻脾为主的治疗方向。

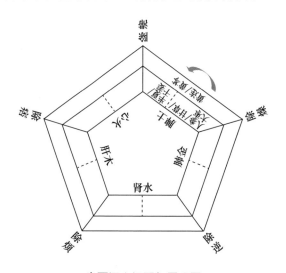

半夏泻心汤配伍原理图

至于黄连汤，增加的桂枝也是辛味药，也就增强了泻脾之力。只不过，这里增强的不是止呕的作用，而是桂枝带来的祛湿散寒消痰的作用。

当然，如果从寒热药性的角度看，黄连汤与半夏泻心汤相比，它的药性更加温热了，因为减少了寒性药黄芩，增加了热性药桂枝。

那么，假如按照这个思路继续走，会得到什么样的方子呢？

对！就是附子理中丸，就是四逆汤。

附子理中丸，有辛味的附子和干姜，有甘味的人参和甘草，有苦味的白术，显然这个方子更热。

四逆汤更为精简，附子、干姜和甘草，辛泻甘补，以泻为主，全方由热性药组成，不用苦味药，药少力专，兼能补肝升阳，起死回生。

所以我们说，半夏泻心汤，其实泻的是脾。

好，本次课就讲到这里。

第十四讲

柴胡、小柴胡汤与大阴旦汤

小柴胡汤，经方中"出镜率"超高的名方之一，说到经方，就不能不说小柴胡汤。在《伤寒杂病论》的六经辨证体系中，小柴胡汤和解少阳，用于少阳病。那么，在汤液经法图中，小柴胡汤的五脏补泻特点是怎样的呢？

本节课，我们就来重点说说小柴胡汤。

小柴胡汤的组方，包括柴胡、黄芩、人参、半夏、甘草、生姜和大枣。这其中，各个中药的主导药味还是比较明确的，如黄芩味苦，人参、甘草和大枣味甘，半夏和生姜味辛，但是，柴胡的主导药味是什么还不太明确，是需要讨论的一个问题。

首先，柴胡不在二十五味药精中，所以不能直接确定主导药味。

其次，从《中国药典》的记载来看，柴胡性味为"辛、苦，微寒"，是一个兼具辛味和苦味的中药。从真实滋味上看，柴胡也确实具有微苦的味道。从功效上看，柴胡"疏散退热，疏肝解郁，升举阳气"，这应该是属于辛味药的功效，辛补肝升阳。从药材基原上看，柴胡是伞形科的植物，而伞形科的其他中药，包括当归、川芎、白芷、羌活、藁本、防风等，都是辛味药。所以，柴胡是辛味药应该是没问题的。

但是呢，柴胡不仅仅是一个辛味药。前面说了，柴胡具有苦味，也具有微寒之性，所以，按理说应该具有一定的清热能力。但实际上，与黄连、黄芩、白术、地黄这样的苦味药相比，柴胡的功效显然是不同的，它既不清心火，也不燥脾湿，也不补肾水，所以，苦味可能不是柴胡的兼味。

除了苦味之外，柴胡还可能兼有酸味。这是为什么呢？很简单，柴胡的最常见炮制品，往往都是醋制的，既然是醋制，肯定有酸味喽。《中国药典》说得很明确，醋柴胡"微有醋香气"。当然，这点证据还是不够的，除此之外，我们还有一个更强有力的证据，来源于《辅行诀》。

在《辅行诀》中，陶弘景对阳旦汤及阴旦汤有这样一段表述："阳旦者，升阳之方，以黄芪为主；阴旦者，扶阴之方，以柴胡为主；青龙者，宣发之方，以麻黄为主；白虎者，收重之方，以石膏为主；朱鸟者，清滋之方，以鸡子黄为主；玄武者，温渗之方，以附子为主。此六方者，为六合之正精，升降阴阳，交互金木，既济水火，乃神明之剂也。"

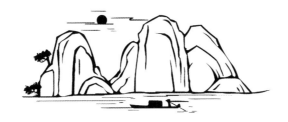

落日黄昏

看看，这段话里提到了柴胡，认为其为"扶阴之方"的主药。扶阴，意为补阴养阴，与升阳补阳相对立。如果升阳是阳，那么扶阴就是阴；如果升阳是火，那么扶阴就是水；如果升阳是木，那么扶阴就是金，总之，两者是对立统一的。所以，升阳之方的主药黄芪，与扶阴之方的主药柴胡，也应该是对立的。

《中国药典》记载的黄芪为甘味药，柴胡为辛、苦味药，单从这个药味记载的角度看，两者似乎都作用在脾土，并不存在对立关系。所以，我们需要大胆地再定义一下黄芪与柴胡的药味。

如何定义呢？还是锚定阳旦和阴旦。从时间上看，阳旦和阴旦就是太阳初升和将降，并不是正午和半夜，所以，从五行角度看，阳旦与木气更接近，阴旦与金气更接近。从五味补泻上看，对于肝木，辛补木，甘缓木，酸泻木；对于肺金，酸补肺，辛散肺，咸泻肺。所以，辛补木与酸补金是对立的，一个向上升，一个向下降；辛补木合甘缓木与酸补肺合辛散肺也是对立的，一个向上升，一个向下降。考虑到甘味的黄芪具有类似辛补肝的补气升阳、行滞通痹功效，而柴胡也兼有辛味与酸味，那么，如果将黄芪定义为辛味兼有甘味，柴胡定义为酸味兼有辛味，就比较符合对立统一的规律了。

换个角度看，辛味和甘味的组合，既出现在脾土也出现在肝木，故黄芪主要用于脾土病证和肝木病证的治疗。临床上，黄芪用于脾气虚自不必说，但黄芪同时还能用于表虚自汗、半身不遂和痹痛麻木，这是不是也说明了其同时具有辛补肝的作用呢？

酸味和辛味的组合，既出现在肝木也出现在肺金，故柴胡主要用于肝木病证和肺金病证的治疗。临床上，柴胡类方常用于少阳肝胆病证的治疗，而小柴胡汤也可用于治疗咳嗽和便秘，这是不是就说明了其同时具有酸补肺的作用呢？

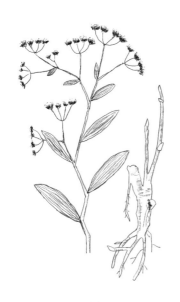

柴胡

还有一个最经典的例子。日本在 20 世纪 70 年代出现了滥用小柴胡汤的风潮，在忽视药证相符的前提下，小柴胡汤制剂被长期用于慢性肝炎、慢性肝硬化、慢性肝纤维化等肝病的治疗，最终导致了间质性肺炎的不良反应。看看这个大事件里面的两类疾病，一类定位在肝，一类定位在肺，在汤液经法图里，这恰好是酸味与辛味组合同时出现的两个脏腑，符合我们对柴胡味酸兼味辛的判断。

以上是我们对柴胡主导药味的讨论。当然，因为中药五行分类法太过久远，也缺少有效传承，所以，这种讨论对不对，还需要更多的观察和验证。

说完了柴胡，我们再来看小柴胡汤。

前面讲课时我们说过，小柴胡汤与大阴旦汤很像，区别在于，大阴旦汤中有芍药，而且半夏的用量也更大。有没有芍药这件事，其实是一个很重要的区别点。原因在于，如果不算药味有酸辛之争的柴胡，芍药是全方唯一一个酸味药，缺少芍药就是缺少酸味，这会让整个方子的功效出现重大变化。

没有酸味，小柴胡汤的组方药味为"辛-甘-苦"组合，这个组合很明显是一个脾土病证的治疗组合，但这种局限在脾土区域的配伍结构，可以解释小柴胡汤主治证里的"寒热往来""默默不欲饮食""喜呕"和"胁下痞硬"，但却很难解释"胸胁苦满""腹中痛""或渴""小便不利"和"或咳"。

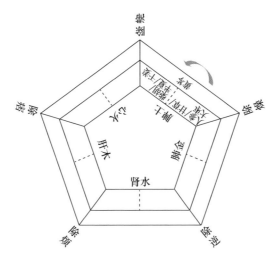

小柴胡汤配伍原理图

有些人可能会说，脾乃后天之本啊，脾土是会影响各个脏腑的功能的。是的，没错，以前我们是这样说的。但是请大家注意，在汤液经法图里面，脾土就是脾土，是五脏阴阳升降的一个环节，它不具有独特性。换句话说，任何一个脏腑都有影响其他脏腑的能力，不独脾土有。

而有了酸味，小柴胡汤就会变成"辛-甘-苦-酸"的配伍结构，这样的配伍结构就有更为广泛的治疗潜力。比方说，"辛－甘－苦－酸"组合中包含了"辛－甘－酸"组合，而后者恰好是肝木疾病的治疗用药选择，所以，这个组合可以用于肝木疾病。同时，"辛－甘－苦－酸"中也包含"辛－酸－咸（苦甘化咸）"组合，而后者恰好是肺金疾病的治疗用药选择，所以，这个组合也可以用于肺金疾病。也就是说，酸味药加入之后，整个方子就有了朝向肝木（酸泻肝）或肺金（酸补肺）疾病治疗的趋势。当然，原来对于脾土疾病的治疗能力依然保留了下来。

所以，我们认为，小柴胡汤应该含有芍药，与大阴旦汤类似，是一个具有治疗肝木、脾土和肺金疾病潜力的方剂，而侧重点在补脾土和补肺金。

其中的配伍机制可能是这样的：组方中的半夏、黄芩、生姜、人参、甘草和大枣，基本与半夏泻心汤类方类似，用于治疗脾土病证并以泻脾为主；同时，配伍上柴胡的酸辛之性，芍药的酸性，再加上黄芩的苦味（归经包含肺经，清肺热）与甘草的甘味（归经包含肺经，止咳平喘）并且苦甘化咸的配伍转化，就形成了"酸－辛－咸"的配伍结构，可以治疗肺金病证并以补肺为主；由于配伍了酸味药，所以原来的辛泻脾也会因为辛酸化甘而转向以甘补脾为主。如此一来，就形成了补脾土合补肺金的功效特点。

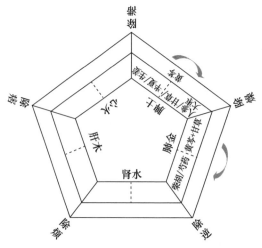

大阴旦汤配伍原理图

注意，上面提到的苦甘化咸，是我们在前面讲过的五味配伍转化的内容。黄芩这个中药，归肺经善清肺火，甘草也能归肺经止咳祛痰，两者相伍就能苦甘化咸而泻肺。但是呢，在二十五味药精中，黄芩为"水中木"，甘草为"土中木"，似乎都没有提示肺金的信息。这一点，留待思考。

以上就是小柴胡汤补脾土合补肺金的配伍原理。现代临床上，小柴胡汤也常用于一些肺系疾病的治疗，例如咳嗽、慢性阻塞性肺疾病、肺癌、咳嗽变异性哮喘等。在治疗新型冠状病毒肺炎的专方——清肺排毒汤中，就包含小柴胡汤底方。

所以，从汤液经法图角度看，小柴胡汤（大阴旦汤）的五脏补泻特点是：脾肺共治，以补为主，当然，兼顾治肝。

本节课就讲到这里，大家可以回去思考一下，与大阴旦汤对应的大阳旦汤的五脏补泻特点是什么。采用本节课的分析思路，其实很容易就能得出结论。

第十五讲

黄芪、黄芪建中汤与大阳旦汤

上一节课，我们给大家分析了小柴胡汤的五味补泻特点，我们认为，小柴胡汤应该源于大阴旦汤，其主药柴胡的药味应该是酸辛，功效特点应该是补脾土合补肺金。与大阴旦汤相对应的，就是大阳旦汤，也就是《伤寒杂病论》里面的黄芪建中汤。

今天呢，我们就来说说黄芪、黄芪建中汤与大阳旦汤。

大家注意，在前面的课程中，我们给大家讲了很多方子，如桂枝汤、三黄泻心汤、栀子豉汤、黄连阿胶汤、半夏泻心汤、安宫牛黄丸、理中丸等，在这些方剂里，有一些的作用是定位于单一脏腑的，而有一些的作用则是定位于两个脏腑的。

例如，桂枝汤的功效特点是补肝，作用定位在肝一个脏腑；栀子豉汤的功效特点是泻心，作用定位在心一个脏腑；半夏泻心汤的功效特点是泻脾，作用定位在脾一个脏腑。安宫牛黄丸，苦降辛开，它的功效特点是泻心合补肝，作用定位在肝和心两个脏腑。还有我们上节课讲的大阴旦汤，功效特点是补脾土合补肺金，作用定位在脾土和肺金两个脏腑。

所以，我们在分析一个方子的时候，首先要做的，就是确定其作用的脏腑是一个还是两个？是肝是脾还是肺？这对于把握一个方剂的功效内涵，是非常有帮助的。一般来看，药味越多（不是药物数目越多），整个方剂的治疗潜力也越大，治疗范围也越宽。

当然，治疗范围越宽，并不代表就越好。治疗范围的宽窄，应该完全取决于患者的病证特点。如果是单一脏腑的病证，那么，处方范围过宽的治疗方，实际上反而会有不良反应的风险，因为这个方子干扰了正常的脏腑功能；而如果是多脏腑的复杂病证，这个时候，如果处方用药仅定位于其中的某一个脏腑，就会有收效不明显、症状不能尽除的弊端。有一种情况最糟糕，那就是无论范围宽窄，处方定位的脏腑与实际出现问题的脏腑不匹配。这种情况下，什么具体选药、用法用量和药材真伪优劣都是次要的，因为这个方子的定位就错了，这样的治疗方是一定没有效果的，还存在不良反应风险。在这种情况下，方子越大，药味越多，效果越不明显，出现不良反应的风险越高。

所以，药证相符，药病相投，是中药治病的首要问题。

《北京地区基层医疗机构中成药处方点评共识报告》（2018 版）中说得非常明白，对于医生来说，辨证用药是中药处方的基本要求。对于药师来说，适应证点评是中药点评的首要问题。汤液经法图蕴含着一个更为本原的疾病诊断和治疗体系，为解决目前临床上的药证相符和组方配伍问题提供了一把非常好的钥匙。

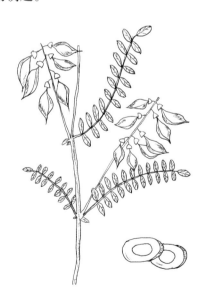

黄芪

言归正传，回到大阳旦汤。

我们先来看看大阳旦汤的组成和功效。根据《辅行诀》的记载，大阳旦汤由黄芪五两、人参三两、桂枝三两、生姜三两、甘草二两、芍药六两、大枣十二枚和饴一升组成，用于"凡病汗出不止，气息惙惙，身劳力怯，恶风凉，腹中拘急，不欲饮食……脉虚大者"。

从药味上看，大阳旦汤由辛味药、酸味药和甘味药组成，配伍结构为"五甘二辛一酸"。其中，重用5个甘味药补脾健脾，包括经典的补气药人参和黄芪，还有甘草、胶饴和大枣。既然是补脾，那就能够用于"气息惙惙"和"身劳力怯"这样的乏力虚劳之证。惙惙表示一种衰疲貌和忧郁貌，也就是无精打采的样子。不欲饮食和脉虚大也是虚证的表现。同时，由于具有"辛－酸－甘"的配伍，所以大阳旦汤也能作用于肝木，作用方向就是以补肝为主、攻补兼施。既然是补肝，那就能够用于"恶风""汗出不止"等肝虚病证。大家要记住，是否怕风、是否有出汗方面的问题，是判定肝木病证的重要指标。

所以，我们说大阳旦汤的功效特点是肝脾同治，以补为主。

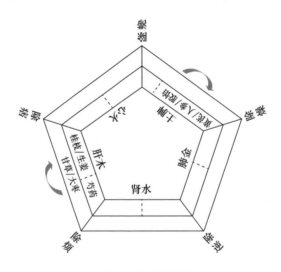

大阳旦汤配伍原理图

不知道大家有没有注意到这样一个细节，在大阳旦汤中，芍药的用量很大，是全方用量最大的药物，其用量甚至超过黄芪。那么，在这样一个补肝木合补脾土的方子里，使用这么大量的酸味泻肝药，会不会有问题呢？

其实，对于整体组方而言，单一中药的绝对用量并不是决定因素，相对用量才是。虽然大阳旦汤中使用了六两芍药，就单味药来说用量最大，但是与其泻肝作用相反的辛味药用量更大，包括桂枝三两和生姜三两，还有辛甘兼有的黄芪五两。所以，从各个药味的相对用量上看，酸味药已经被辛味药超过，当然也被甘味药超过。

我们甚至还可以这么想，桂枝三两，生姜三两，加起来正好是六两辛味药，这时配以六两酸味药，辛酸化甘，刚好突出了甘补脾的作用，不至于辛味太过泻脾而抵消补脾的作用。其实，小建中汤也是一样的原理。为什么小建中汤与桂枝汤相比，除了增加补脾的甘味药胶饴之外，还要增加芍药的用量呢？从功效上看，我们可以说是从调和营血转向了缓急止痛，但从汤液经法图角度看，其实就是为了辛酸化甘来平衡辛味药的作用，因为辛味药毕竟是泻脾的，是会抵消补脾作用的。所以，要一边加着甘味药补脾，一边加着酸味药来平衡辛味药，来促进等量的辛酸化甘补脾。这种操作才叫作真正的组方加减，堪称经典。

基于此，如果要在大阳旦汤的肝脾同治里面，再分出一个主次的话，那么补脾应该是主要的，补肝是次要的。这就是大阳旦汤的五脏补泻特点。

接下来，我们再来看看黄芪建中汤。

前面讲过，《伤寒杂病论》中的黄芪建中汤与大阳旦汤很像，不同之处在于黄芪建中汤少了人参，黄芪用量也从五两减少为一两半。所以，黄芪建中汤的补脾作用弱于大阳旦汤，但是依旧以补脾的作用为主，原文记载其用于"虚劳里急，诸不足"。这就是黄芪建中汤的五脏补泻特点。

可能有人会说，黄芪建中汤和大阳旦汤是以补脾为主的方剂，那么它们与理中汤、四君子汤这样的补脾方有什么区别呢？

这个问题问得非常好，能想到这个问题，就能理解我们为什么一定要强调疾病定位是单一脏腑还是多个脏腑了。我们说，大阳旦汤是补脾土合补肝木的方剂，组方药味为"甘－辛－酸"配伍组合，重用甘味药，同时

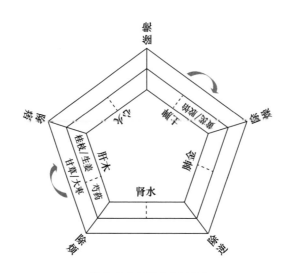

黄芪建中汤配伍原理图

辛酸化甘；而前面讲过的补脾方剂，理中汤是"甘－辛－苦"配伍组合，四君子汤是"甘－苦"配伍组合，都不含有酸味药，也就不涉及肝木病证的治疗。

同样，上节课讲的大阴旦汤是补脾土合并补肺金的方剂，组方药味为"甘－酸－辛－苦"配伍组合，重用甘味药和酸味药，同时苦甘化咸泻肺，辛味泻脾，这就涉及脾土和肺金两个脏腑。如果只是单纯的补脾土，例如理中丸和四君子汤，就不会包含酸味药；如果只是单纯的补肺金，例如很快要讲到的小补肺汤和小泻肺汤，就不会包含这么多的甘味药。所以，甘苦配上酸辛，就是典型的脾土与肺金共治的治疗组合。

无论是拓展到肝木还是肺金，其实在这里面，酸味药都发挥了重要的平衡与转化作用。也正是因为这样，无论是小阳旦汤还是大阳旦汤，无论是小阴旦汤还是大阴旦汤，都含有酸味药，都含有芍药。当然，根据症状和病情需要，也可以换用或加用五味子。其实，现代临床治疗上，无论是芍药还是五味子，都是被广泛地用于肝木和肺金疾病治疗的。

这一点，从《中国药典》的记载就能看出来。《中国药典》记载如下。

白芍：养血调经，敛阴止汗，柔肝止痛，平抑肝阳。用于血

虚萎黄，月经不调，自汗盗汗，胁痛腹痛，四肢挛痛，头痛
眩晕。

　　五味子/南五味子：收敛固涩，益气生津，补肾宁心。用于
久嗽虚喘，梦遗滑精，遗尿尿频，久泻不止，自汗盗汗，津伤口
渴，内热消渴，心悸失眠。

看看，这些功效的脏腑定位，满满的都是肝木和肺金。

这些酸味药，正是二旦汤（指大、小阳旦汤和大、小阴旦汤）的神来
之笔，是二旦汤与其他脾土治疗方的最重要区别。

好，本节课就讲到这里。

第十六讲

木中土，金中火，究竟是什么意思？

到目前为止，我们已经把常见的肝木、心火和脾土治疗方都给大家讲了讲。对于每一个治疗方，我们都会分析其组方中药的药味，然后从五味补泻的角度，帮助大家认识方剂的功效特点。在这里面，分析确定每个组方中药的药味，其实非常关键。

　　也许有人会说，五味不是最基础的中药药性理论的内容吗？在《中国药典》或《中药学》教材上，不是都有五味的记载吗？直接引用不就行了，为什么还需要分析确定呢？

　　原因在于，汤液经法图所说的中药五味，与现代的五味记载，是不完全一样的。为什么这么说呢？主要原因有两个。

　　第一个原因，汤液经法图年代久远，在历史上很长一段时间内，它都不是组方用药的主流理论，其中许多内容逐渐失传。我们推测，即使是现存最早的《神农本草经》，也不是五味理论的源头，其关于五味的记载，也是不完整的，包含错误内容。那么，五味理论的源头是什么样的呢？这就涉及我们说的第二个原因。

　　第二个原因，其实很简单，陶弘景的《辅行诀》直接转引了《汤液经法》对于五味理论的理解。正是这一段记载，与现有五味理论大相径庭。以往的课程，我们谈过相关内容，今天呢，让我们完整地看一下《辅行诀》中转引的这段内容。

经云：在天成象，在地成形。天有五气，化生五味，五味之变，不可胜数。今者约列二十五种，以明五行互含之迹，以明五味变化之用。如左（下）。

味辛皆属木，桂为之主。椒为火，姜为土，细辛为金，附子为水。

味咸皆属火，旋覆花为之主。大黄为木，泽泻为土，厚朴为金，硝石为水。

味甘皆属土，人参为之主。甘草为木，大枣为火，麦冬为金，茯苓为水。

味酸皆属金，五味为之主。枳实为木，豉为火，芍药为土，薯蓣为水。

味苦皆属水，地黄为之主。黄芩为木，黄连为火，术为土，竹叶为金。

此二十五种，为诸药之精，多疗五脏六腑内损诸病，学者当深契焉。

好，看完这段内容，大家有什么感觉呢？

第一，与《神农本草经》相比，这种五味理论与五行的关系更密切，即辛木，咸火，甘土，酸金，苦水。而且，直接提示了五味是金木水火土五气所化生。从这一点上看，《汤液经法》的五味理论，应该是比《神农本草经》更早的五味本原理论。

第二，这种五味理论描述了一种全新的中药属性，即中药的五行属性。什么意思呢？"味辛皆属木，桂为之主。椒为火，姜为土，细辛为金，附子为水"，则桂为"木中木"，椒为"木中火"，姜为"木中土"，细辛为"木中金"，附子为"木中水"。这是一种与常规认知不同的用五行属性描述的中药药性。

采用这种五行属性的描述法，有很多好处，其一是便于理解不同中药的相同之处，其二是便于理解不同中药的不同之处，其三是便于理解中药的主导五行和主导药味，便于抓主要矛盾，其四是便于采用一个简单的标准来统筹复杂多样的中药，其五是便于理解中药品种进化和演化的源流路径，其六是有可能为中医药临床相关工作提供一个方法学范式。总之，好处很多。我在第一次看到这个五行属性的描述时，就认定其一定是更为本原的中药药性内容，值得深入探索研究。

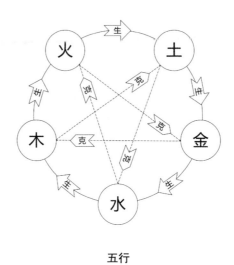

五行

这段描述记载的 25 味中药，我们习惯称为"二十五味药精"，这 25 味中药的药味是比较明确的，可以直接填入汤液经法图，用于方剂功效特点的分析。例如，桂枝汤由桂枝、芍药、生姜、大枣和甘草组成，这 5 味药均在二十五味药精中，即，桂枝和生姜味辛，芍药味酸，大枣和甘草味甘。了解到上述信息，我们就可以分析整个方剂的功效特点了。

与此同时呢，也有很多中药没有被列入"二十五味药精"中，例如柴胡、半夏、栀子、当归、川芎、牛黄、朱砂、麝香、冰片、石膏等，这就只能通过分析确定了。这几个中药都是我们之前分析过的，尤其是在安宫牛黄丸、小柴胡汤那几次课，我们分析得比较详细，同学们可以再翻回去看看。基本的方法，就是功效药理和法象药理相结合，标识药味与真实滋味相结合，临床应用与传统记载相结合，综合判断。这是目前最好的判定方式了，但依然可能会有错误，所以，大家可以保持独立思考，如果对课程中所讲的某个药的药味有疑问，就自己去思考或者查资料。我们欢迎大家这样做，也鼓励大家这样做，希望大家都进行有理有据的思考。

接下来，我们就分析一下"木中土""金中火"的可能含义。

在"木中土""金中火"这样的描述中，出现了2个五行属性，前面的叫作前位属性，后面的叫作后位属性。那么，前位属性和后位属性，谁与现有中药药性理论的内容契合度比较高呢？这就需要我们以那二十五味药精为数据源，来做一个科学研究。

其实呢，这个研究我们已经做完了，整个研究过程及结果发表在《世界科学技术—中医药现代化》2021年第23卷第2期上。大致的做法如下。首先，分别写出《中国药典》关于上述25个中药的四气、五味和归经信息的五行属性，例如，热性对应火，平性对应土，辛对应木，甘对应土，肝、胆对应木，肺、大肠对应金等。然后，把二十五味药精的前位属性和后位属性，分别与这些信息进行比较，看看哪些符合度高，哪些符合度低。

结果显示，二十五味药精的前位属性，与《中国药典》五味的整体符合度最高，为76%，与《中国药典》四气的整体符合度最低，为28%。二十五味药精的后位属性，与《中国药典》归经的整体符合度最高，为68%，与《中国药典》四气的整体符合度最低，为8%。

从这个结果看，前位属性大概指的就是药味，后位属性大概指的就是作用定位。

例如，"木中土"代表一个作用于脾土的辛味药，考虑到辛味泻脾，这就是一个典型的能泻脾且能用于治疗干呕、腹泻的辛味药。在二十五味药精中，"木中土"是姜，包括生姜和干姜。从功效上看，生姜味辛，可温中止呕，用于胃寒呕吐，的确是典型的"木中土"。同时，生姜还发汗解表作用在肝，祛痰止咳作用在肺，这就又恰好是辛补肝和辛散肺的作用。所以，在"木中土"里，木是主导属性，辛味是主导药味。所以，在前面讲课的时候，无论是桂枝汤、葛根汤、理中丸，还是半夏泻心汤，方中的干姜或生姜都是按照辛味药分析的。

类似的例子还包括："水中土"——术（白术和苍术），燥湿苦味，主要作用于脾土；"水中水"——地黄，味苦补肾，主要作用于肾水；"木中金"——细辛，味辛温肺化饮，主要作用于肺金。

当然，也存在不太符合的例子，比如说我们在讲小柴胡汤时提到的黄芩和甘草。黄芩是"水中木"，前位属性水代表苦味，苦能清热，后位属性木代表肝胆，但黄芩并不善于清肝胆热，反而善于清肺热。甘草是"土中木"，前位属性土代表甘味，甘能补益，后位属性木代表肝胆，但甘草的归经中甚至没有肝经、胆经。所以，这里面还有一些尚未完全解决的疑惑。

不管怎样，我们希望大家能够记住中药的五行属性，记住"木中土""金中火"的表述方式，记住中药的主导属性和主导药味，这些都是在应用汤液经法图时必不可少的知识。

最后，大家可能已经注意到，在刚才提到的研究中，二十五味药精的前位属性和后位属性与现有中药药性理论的四气、五味和归经的符合度，最高也未达到80%，更别说100%了。那么，造成不符合的原因是什么呢？我们该以哪个为准呢？

首先，主要就是历史原因。我们之前和大家说过，中医药研究面临的问题不是资料太少，而是资料太多，历朝历代的各种医书和本草汗牛充栋。这种以千年为单位的传承，一点问题都不出是很难的。换句话说，现在看到的中药药性理论，已经与本原的药性理论不同了，这其中会掺杂历朝历代社会环境的影响和医家个人的认识。

张仲景在撰写《伤寒杂病论》时，为什么要避道家称谓呢？可能就是受社会环境的影响。现有的中药药性理论中，为什么要纳入最初并不存在的归经理论呢？可能就是源自少数医家的认识。这些因素，让后来的药性理论越来越复杂，越来越不纯粹。现在对于药性理论的各种现代科学解读，也注定会影响后学。

让我们通过例子，来看看这些复杂因素对药性理论的影响。

第一个例子，是枳实。《辅行诀》对枳实的五行属性描述是"金中木"，按照这个描述，枳实是一个酸味药，酸收酸敛，主要作用于肝胆。从《中国药典》记载的枳实药性和功效来看，枳实的归经为脾、胃经，与肝、胆经没有关系。但是，枳实的功效是破气消积、化痰散痞，能够用于痞满胀痛、痰滞气阻。《名医别录》也记载其能够"除胸胁痰癖""消胀满""明目"。那么，一个能够治疗胸痹胁痛、气滞痞满，能够明目的中药，是不是也可以归肝经呢？所以说，中药的归经，有时并不准确。

到了清朝，医家徐大椿终于发出"不知经络而用药，其失也泛；执经络而用药，其失也泥"的告诫，提醒临床医生要灵活对待归经理论。

第二个例子，是大黄。《辅行诀》对大黄的五行属性的描述是"火中木"，按照这个描述，大黄是一个咸味药。但在《中国药典》和《中药学》教材中，大黄都不是一个咸味药，而是一个标准的苦寒药。为什么大黄是苦味呢？很简单嘛，具有清热泻火解毒作用的中药，往往都是苦味的喽。所以，有很多中药的药味，都是依据功效来确定的，这就是功效与药味之间的关联关系。

实际上，如果我们认真思考一下就会发现，假如药味与功效真的存在这种强关联关系，那么，药味属性和功效属性根本没有独立存在的价值，因为从一个就能得出另一个，基本是一回事，可以相互替代。既然现在不能相互替代，就说明这两者之间不存在强关联关系，而是一种复杂的离合关系。

所以，单纯依靠功效来定义药味，是不完整的。就大黄来说，这个中药的真实滋味，根本就不是苦，而是涩，略带咸味。从功效上看，通便泻下是它最主要的功效，而这明显是泻肺、泻大肠的操作，而在汤液经法图中，咸味泻肺。从产地上看，掌叶大黄和唐古特大黄的道地产区，分布在甘肃、青海、四川等西部地区，而西方对应肺金。

所以，大黄的味咸是有理有据的。

好，总结一下。本节课主要是讲中药的五行属性，这种五行属性的记载与中药的药性理论之间存在相关性。其中，前位属性与相应中药的五味符合度最高，而后位属性与相应中药的归经符合度最高，这个结论，可以帮助我们来判定二十五味药精之外其他中药的五行属性。同时，我们也要注意到这种五行属性与现代药性认知的不同，这种不同是历史传承造成的偏差。

我们在汤液经法图体系下思考问题时，就要把中药的药性切换到五行属性模式，请大家记住这一点。

第十七讲

温清并用、宣降相合的麻杏石甘汤

从本节课起，我们正式开始讲肺金病证的治疗方。关于肺金病证，大家都不陌生，肺热咳嗽就是最典型的肺金病证，新型冠状病毒肺炎也是肺金病证，慢性阻塞性肺疾病还是肺金病证，所以，无论是常见病、流行病，还是慢性病，很多都与肺金病证有关，大家要掌握好这一类疾病的治疗方。

肺金病证位于汤液经法图的右下角区域，根据《辅行诀》的记载，"肺德在收，以酸补之，以咸泻之，以辛散之"。治疗肺金疾病需要用到的中药包括酸味药、咸味药和辛味药。接下来，我们就详细给大家讲一讲。

按照常规，我们先给大家介绍一下《辅行诀》里面的小补肺汤和小泻肺汤，让大家对"酸－咸－辛"的组方配伍原理有一个直观的认识。

　　小泻肺汤：葶苈子三两、大黄三两、芍药三两。治咳喘上气，胸中迫满，不可卧者方。

　　小补肺汤：麦冬三两、五味子三两、旋覆花三两、细辛一两。治烦热汗出，口渴，少气不足息，胸中痛，脉虚者方。

看到这两个方子，大家可能会觉得有些陌生，因为这里面有些药并不是最常见的肺病治疗用药，例如葶苈子、旋覆花和细辛。但是呢，从学习配伍原理的角度看，这两个方子的组方都是很经典的。我们来分析一下。

从组方用药角度看，葶苈子和大黄为咸味药，芍药为酸味药，故小泻肺汤的组方结构是"二咸一酸"。麦冬和五味子是酸味药，旋覆花是咸味药，细辛是辛味药，小补肺汤的组方结构是"二酸一咸一辛"。所以，二者都是补泻兼施的组方。其中，小泻肺汤以咸味为主，咸味泻肺；小补肺汤以酸味为主，酸味补肺。

为了便于大家理解和记忆，我们再来说说其中的药。

从上节课讲的二十五味药精来看，大黄和旋覆花的咸味，芍药和五味子的酸味，细辛的辛味，都是二十五味药精中明确提到的。需要讨论的，一个是麦冬，一个是葶苈子。

麦冬也出现在二十五味药精中，属性为"土中金"，按理说应该为甘味药。但是呢，我们希望大家注意，现有的《辅行诀》原文，都不是真正的原文，而是传抄本文字。真正的《辅行诀》原文已经被毁。这里面，有张大昌自己的传抄本，也有他的弟子的传抄本，这些传抄本之间也是有不同之处的。

例如，我们上节课讲的二十五味药精的科学研究，使用的底本就是1965年范志良的抄本，在这个抄本里面，麦冬是"土中金"，主导药味为甘味。但是，在1974年张大昌的抄本中，麦冬就是"金中土"，主导药味就是酸味。其实，不管是"土中金"还是"金中土"，都离不开肺金，这与麦冬养阴生津润肺的功效是吻合的。所以，参考其他抄本的记载，参考其他一些资料，我们将麦冬的主导药味定为酸味。

再来看看葶苈子。

《中国药典》里面，只有2个中药的功效记载是"泻肺"，一个是葶苈子，一个是桑白皮。这两个药泻肺的原因，是它们在平喘止咳之外，还都能够利水，泻掉体内多余的水。但不管怎样，葶苈子的咸味与泻肺构成了完美的关联关系。大家可以利用这种关联关系，来记住葶苈子的咸味。

桑白皮呢？桑白皮其实是一个甘味药，如果需要治疗肺实病证，最好配伍苦味药，通过苦甘化咸来实现泻肺的目的。桑白皮不是经常与黄芩配伍形成药对吗？这就是经典的苦甘化咸泻肺的配伍。

说到这呢，也请大家记住苦甘化咸泻肺的配伍模式，我们后面会多次讲到。

好，通过刚才的讲解，大家应该明白了。肺金病证的治疗需要分虚实，肺实证以咸泻为主，肺虚证以酸补为主。小泻肺汤采用"二咸一酸"的配伍，实现了泻肺，主治肺实咳喘；小补肺汤采用"二酸一咸一辛"的配伍，实现了补肺，主治肺虚内热。为什么用辛味药呢？因为辛散肺，既能用于补肺，也能用于泻肺。

了解了这些基本内容，我们再来看看今天的主角，麻杏石甘汤。

麻杏石甘汤，也叫麻杏甘石汤，是经典的肺病治疗方之一。《伤寒杂病论》将之用于"汗出而喘，无大热者"，现代临床常将之用于肺热咳喘。麻杏石甘汤的神奇，主要在于它常作为底方出现在诸多咳嗽类中成药的组方中，我们随便就能列举10个以上，如：连花清瘟颗粒、金花清感颗粒、止嗽定喘丸、麻杏甘石软胶囊、麻杏止咳糖浆、咳喘宁片、消咳宁片、克咳胶囊、小儿麻甘颗粒、小儿肺热咳喘口服液、小儿咳喘灵合剂等。

包含有麻杏石甘汤的中成药那么多，以至于我们在判断中成药处方的合理性时，都可以直接根据咳嗽类中成药里面有没有麻黄这一个指标，来作为重复用药的判定依据。

那么，为什么麻杏石甘汤如此神奇呢？关键还是在于其组方精妙。

麻杏石甘汤由4味药组成，分别是麻黄四两、杏仁五十个、甘草二两、石膏半斤。能够清宣肺热，止咳平喘，用于邪热壅肺证，表现为咳嗽、气喘、身热、口渴等。

如果从汤液经法图角度看，很显然，咳嗽气喘是肺实证的表现，麻杏石甘汤应该是以泻肺为主的治疗方。那么，它是怎么泻肺的呢？怎么实现治疗肺金病证的"咸-酸-辛"配伍结构的呢？我们来看看。

第一，麻黄。

麻黄是"咸-酸-辛"配伍结构中的辛味药，而且是作用比较强的辛味药。辛味药的3个作用，补肝、泻脾和散肺，麻黄占了其中的2个，即补肝和散肺。补肝，体现在发汗解表，麻黄的发汗作用，比"木中木"的桂枝还要强。散肺，体现在宣肺平喘，现在很多止咳药直接用盐酸麻黄碱来止咳，就是麻黄散肺作用在现代医学上的应用。大家想想，为什么麻黄的功效叫作宣肺而不是清肺？实际上，一方面是与其药性温热相关，另一方面与其辛味散肺有关。《辅行诀》原文记载"肺苦气上逆，急食辛以散之，开腠理以通气也"，描述的就是这种辛味散肺、宣肺气、开肺闭的作用。

所以，麻黄用在麻杏石甘汤里面的目的，主要不是发汗，而是宣肺散肺。

第二，石膏。

很多人觉得，清热泻火的石膏应该是麻杏石甘汤里面的主药，毕竟这是一个治疗肺热咳喘的方子嘛！并且总是将石膏与麻黄进行比较，认为石膏与麻黄共用，一寒一热，既能防麻黄助热，也能防石膏太寒。

其实呢，从汤液经法图角度看，石膏很可能是"咸－酸－辛"配伍结构中的酸味药。为什么这么说呢？虽然石膏在《中国药典》中标示的性味归经及功效为"甘、辛，大寒。归肺、胃经。清热泻火，除烦止渴"，但这是功效药理的观点，不是法象药理的观点。从法象药理的角度看，石膏是白虎汤的主药，而白虎属于西方之神，而且石膏的自然颜色为白色与灰白色，再加上石膏止渴生津的作用，煅石膏敛疮生肌的作用，我们有理由推测，石膏其实是一个酸味药，它的五行属性，要么是"金中金"，要么是"金中土"。

有了麻黄的辛味，有了石膏的酸味，余下的自然就是咸味。咸味怎么来呢？对！就是我们前面提到的，通过五味配伍化合的方法转化而来。大家看，苦杏仁是苦味药，甘草是甘味药，而苦甘化咸正好可以发挥咸味泻肺的作用。所以，具有止咳平喘作用的苦杏仁，与具有止咳化痰作用的甘草配伍使用，就可以得到泻肺平喘的咸味。

于是，麻杏石甘汤的组方4味药，完美地构成了苦杏仁与甘草配伍苦甘化咸泻肺、石膏味酸补肺、麻黄味辛散肺的"咸－酸－辛"配伍，是"二咸（苦甘化咸）一酸一辛"的配伍结构，巧妙精当。从功效上看，这其实不是一首单纯的泻肺方，而是补泻兼施、以泻肺为主的方剂。我们总说麻杏石甘汤温清并用、宣降相合，其实温清并用、宣降相合就是补泻兼施的同义词。说麻杏石甘汤泻肺，就是说它能够治疗咳嗽、气喘、身热，说麻杏石甘汤补肺，就是说它能够治疗汗出、口渴、烦躁。

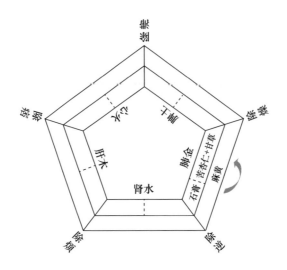

麻杏石甘汤配伍原理图

这就是麻杏石甘汤的组方和功效特点，希望大家记住。

明确了麻杏石甘汤的组方配伍特点，那么，关于麻杏石甘汤的各种争议，就可以得到解答了。

问题一：麻杏石甘汤的君药是谁？

答：麻杏石甘汤君药的位置，长期以来都是麻黄和石膏同时坐的。但是，从麻杏石甘汤以泻肺为主的功效来看，麻黄不泻肺，石膏也不泻肺，真正泻肺的是苦甘化咸组合苦杏仁与甘草，所以，从功效主导的角度看，麻杏石甘汤中似乎是苦杏仁与甘草共为君药更为确切。

问题二：麻杏石甘汤是不是辛凉解表剂？

答：从麻杏石甘汤"二咸（苦甘化咸）一酸一辛"的配伍来看，它的作用定位是肺金病证，而不是其他脏腑的疾病。

从汤液经法图角度看，《方剂学》教材中的解表剂，例如桂枝汤、麻黄汤、银翘散、桑菊饮等，都是以"辛–甘"配伍为主的。所以，在确定一个方剂是不是解表剂的时候，不应该只看有没有辛味药，因为辛味既能补肝也能散肺，而是应该看配伍使用的其他中药，是以甘味为主，还是以咸味和酸味为主，当然还有配比用量等。从这个角度看，麻杏石甘汤虽然含有麻黄，但毕竟是以泻肺为主的肺金治疗方，所以不是解表剂，更不是辛凉解表剂。含有麻黄和石膏的以解表为主的方剂，其实是越婢汤。

换句话说，含有麻杏石甘汤底方的感冒类中成药，一定要在出现咳嗽咳痰后再吃，单纯的怕冷发热、鼻塞流涕和四肢酸痛，不是肺金病证，也不是麻杏石甘汤的适应证。

问题三：怎么在麻杏石甘汤的基础上加减用药？

答：明确了麻杏石甘汤补泻兼施、以泻肺为主的治疗特点后，加减用药就很简单了。

其一，甘草是不能减去的，因为没了甘草，苦杏仁就不能苦甘化咸了，泻肺之力自然受到影响。所以，一些中成药在将麻杏石甘汤当成底方的同时去掉甘草，可能并不是明智的做法。

其二，要想保证麻杏石甘汤的治疗方向不变，可以根据症状表现，增加咸味药、辛味药和酸味药这3类，还得保持以咸味为主。例如，可以配伍咸味药葶苈子、大黄、贝母，或者同时配伍黄芩与桑白皮，桔梗与百部，这些都是苦甘化咸的组合。此外，还可以配伍辛味药金银花、鱼腥草、紫苏子、细辛等。当然，也可以配伍酸味药麦冬、五味子，甚至是罂粟壳。不过，需要注意的是，如果配伍太多的酸味药，治疗方向就会由泻肺变成补肺。需要泻肺和需要补肺的两类病证是不一样的，咳嗽痰多的时候不宜服用镇咳药。其实也可以从泻肺和补肺对立的角度进行解释——既然是泻肺祛痰止咳，那就少用补肺的酸味中药。

看完上面这段论述，大家发现了什么？对，汤液经法图不仅能用于解释方剂的配伍结构，而且能用于指导方剂的加减用药。

问题四：治疗肺热咳喘的麻杏石甘汤为什么要用热性药？

答：中药药性理论的内容很多，包括四气、五味、归经、升降沉浮和有毒无毒。其中，与中药功效关系最密切的是五味理论，即辛咸甘酸苦，而不是四气，即寒热平温凉。所以，希望大家不要过于局限于寒热。麻杏石甘汤可以治疗肺热咳喘，也可以用于治疗热象不明显的其他咳喘，只要是以咳嗽、有痰、气喘、胸闷为主的肺实病证，不管有热没热，还是外寒内热，都可以用麻杏石甘汤。即使从四气角度看，麻杏石甘汤的组方也不是单纯的寒凉，而是寒热并用，温清并举。

同时，麻杏石甘汤的作用强度大概属于中等，比二陈丸、三子养亲汤这样的方剂强，但比小泻肺汤、大泻肺汤这样的方剂弱。小泻肺汤和大泻肺汤治疗的已经不仅仅是咳嗽有痰的问题，而是咳嗽痰多到"胸中迫满、不可卧"的状态了。所以，咸味药用得越多，例如葶苈子、旋覆花、厚朴、贝母、大黄等，方剂的泻肺作用越强，越能治疗咳嗽、痰多、喘满的问题。

好，这就是从汤液经法图角度诠释的麻杏石甘汤，希望能够为大家提供一个思路，帮助大家在临床上使用好这个经典的肺病治疗方。

第十八讲

新型冠状病毒肺炎的中医药治疗

2019—2021 年全世界最大的事情，就是新型冠状病毒肺炎（简称新冠肺炎）疫情。面对新冠肺炎疫情问题，我国给出了标准答案，即最大限度地救治患者，减少传播，做到了一个负责任大国该做的事。其中，积极运用中医中药对新冠肺炎患者展开救治，是这个标准答案中不可或缺的内容。

学术界有中医优势病种的概念，像新冠肺炎这样的外感发热性疾病，就属于中医优势病种，适合采用中医中药来治疗。今天，就让我们从汤液经法图角度来看看新冠肺炎治疗方的配伍特点吧。

新冠肺炎是中医优势病种，意味着中医药防治新冠肺炎有优势，优势在哪里呢？我们来简单说说。

如果现在问大家，中医药理论实践体系最大的特点是什么？或许有人会说，是辨证论治；也有人会说，是阴阳五行；还有人会说，是临床验方、效方众多。但实际上，这些可能都不对。中医药理论实践体系最大的特点，我们认为是整体观。

什么是整体观？就是一种看待问题的态度，比如看问题时是从局部入手，还是从整体入手？是把各部分看成是分割的，还是把各部分看成是联系的？是盲人摸象，还是一览无余？从整体入手，把各部分看成是联系的，就是整体观。

中医药理论实践体系的整体观认知，其实是源于中国传统文化的，是华夏文化在医学领域的投影。我们常说的"不谋万世者，不足谋一时；不谋全局者，不足谋一域"，就是这个意思。而且这种整体观，是多层次、多维度的整体观。比如说，天人合一，人体与大自然是一个整体。比如说，肺开窍于鼻，人体的不同器官组织之间是一个整体。比如说，"见肝之病，知肝传脾，当先实脾"，疾病的发生发展也是一个整体，从哪里来，到哪里去，都是清楚的。

其实呢，中医药治疗新冠肺炎的优势，也都蕴含在这个整体观里。我们简单来说说。

第一，新冠肺炎的病因，从现代医学的角度看，是新型冠状病毒，一个变异后的冠状病毒；但从中医中药的角度看，病毒永远都在，所以新冠肺炎的真正病因不是病毒，而是改变了病毒传播性和人群易感性的环境。这种环境，不是用温度和湿度记录的，而是用阴阳五行记录的。《黄帝内经》里面有五运六气的概念，五运六气里面有温疫的概念。什么是温疫？就是剧烈的流行性传染病。什么时候容易发生温疫？不同的年份容易发生温疫的时间不一样，最近几年的情况是：2019 年是六之气［12 月 7 日（大雪）—次年 2 月 4 日（立春）］，2020 年是五之气［10 月 8 日（寒露）—12 月 7 日（大雪）］，2021 年是二之气［4 月 4 日（清明）—6 月 5 日（芒种）］。大家看看，这几个时间段，是不是就是我国大幅出现新冠肺炎本土病例的时间段呢？

为什么《黄帝内经》五运六气理论专门划定了上述几个时间段呢？原因就在于整体观。从整体观的角度来看，人是大自然的一部分，大自然有什么样的变化，人就有什么样的变化。根据大自然的变化，就可以预测人体可能发生的变化。从五运六气角度看，这几个时间段均属于"火居非火位"的错位时间段，所以容易发生以发热为主的温疫。

除了时间，空间也可以预测。2019 己亥年土运不足，灾五宫。哪里是五宫呢？就是中部地区，而湖北武汉恰好是中部地区的最中间。

关于这个内容的系统论述，我们专门写了一篇学术文章，叫作"从五运六气角度探讨新型冠状病毒肺炎的发病、诊断及治疗"，发表在《医学争鸣》杂志 2020 年第 11 卷第 1 期上，感兴趣的朋友们可以去找来看看。

第二，新冠肺炎的治疗，从现代医学角度看，最根本的策略就是寻找抗病毒的特效药，除此之外，其他的药物治疗手段都是辅助和支持性的。但是很遗憾，目前的这些抗病毒药，无论是瑞德西韦还是阿比多尔，仍然都在试用期，疗效都不确定。

但是，从中医药的角度看，从来就不存在单独的病毒，在病毒感染人之后，存在的就只有病毒－人复合体。既然是复合体，那么在治疗的时候，就不能只盯着病毒，而是要盯着病毒－人这个复合体的状态特点。不同的体质，会使这个复合体的状态不同；不同的疾病进展阶段，也会使这个复合体的状态不同。所以，中医中药对新冠肺炎的治疗，是分型分期的。分型的目的，就是考虑不同的人群形成的不同复合体状态；分期的目的，就是考虑不同的疾病进展阶段的不同复合体状态。当然，在这个基础上，还需要针对患者个体的特殊情况，略作加减。

为什么在国家版的新冠肺炎诊疗方案中，相对于寥寥数语的西药抗病毒药，中药的治疗方写了洋洋洒洒的好几页呢？原因就在于，我们看的不是病毒，而是病毒－人复合体。这个复合体会受到多个因素的影响，会表现出多个不同的状态，我们要一一考虑到，所以就比较复杂。

相信我，一个能够区分患者类型并且给予区别治疗的医学体系，一定比千篇一律、千人一种抗病毒药的医学体系要好。

从目前的新冠肺炎临床治疗实践上看，中医药展现出良好的治疗效果。例如，对于新冠肺炎的治疗专方清肺排毒汤，在2020年4月17日的国务院联防联控机制新闻发布会上，专家表示，"各项临床观察和初步的基础研究表明，清肺排毒汤是一个适用于轻型、普通型、重型新冠肺炎的通用方剂，具有速效、高效、安全的特点。所以我们认为，清肺排毒汤是治疗此次新冠肺炎的特效药"。当时发布的临床数据显示，服用清肺排毒汤治疗的1262例新冠肺炎患者中，有1253例治愈出院，占99.28%。而且，这1262例病例中，没有发生轻型转为重型以及普通型转为重型的情况。

这就是中医药的疗效，切切实实的疗效。

那么接下来，我们就从汤液经法图角度，来看看新冠肺炎患者的五脏虚实状态与相关治疗方的五味补泻特点。

我们反复和大家说，汤液经法图是一个完整的诊断治疗体系，它通过五脏虚实辨证来认识疾病，通过五味补泻用药来治疗疾病。那么，新冠肺炎是什么样的疾病呢？

新冠肺炎，病位应该在肺。根据《新型冠状病毒肺炎诊疗方案（试行第七版）》（国卫办医函〔2020〕184 号）（下文简称"第七版诊疗方案"）的描述，我们将新冠肺炎轻型、普通型和重型的症状表现列表如下。

表 2   新冠肺炎轻型、普通型和重型的症状表现

分期	分型	症状表现
轻型	寒湿郁肺证	发热，乏力，周身酸痛，咳嗽，咳痰，胸紧憋气，纳呆，恶心，呕吐，大便黏腻不爽
	湿热蕴肺证	低热或不发热，微恶寒，乏力，头身困重，肌肉酸痛，干咳痰少，咽痛，口干不欲多饮，胸闷脘痞，无汗或汗出不畅，呕恶纳呆，便溏或大便黏腻不爽
普通型	湿毒郁肺证	发热，咳嗽痰少，或有黄痰，憋闷气促，腹胀，便秘不畅
	寒湿阻肺证	低热，或身热不扬，或未热，干咳少痰，倦怠乏力，胸闷脘痞，呕恶，便溏
重型	疫毒闭肺证	发热面黄，咳嗽，痰黄黏少，或痰中带血，喘憋气促，疲乏倦怠，口干苦黏，恶心不食，大便不畅，小便短赤
	气血两燔证	大热烦渴，喘憋气促，谵语神昏，视物错瞀，或发斑疹，或吐血衄血，或四肢抽搐

汇总上面的症状即可发现，新冠肺炎的高频症状主要包括：发热、干咳痰少、喘憋气促、胸闷脘痞、乏力倦怠、恶心呕吐和便秘。联想一下之前讲的内容，我们发现：喘憋气促、胸闷脘痞和便秘这样的症状，非常接近大、小泻肺汤所治疗的"咳喘上气""胸中迫满"和"便秘"；而腹胀、恶心、呕吐、呕恶、纳呆这样的症状，非常接近之前讲过的大、小泻脾汤所治疗的"腹中胀满""干呕"和"不能食"。

所以，新冠肺炎很可能是肺实合并脾实的病证，以肺实证为主，代表性症状为咳嗽喘憋、脘痞呕恶和大便不畅。

既然是肺实合并脾实的病证，那么，在治疗上就要泻肺金合并泻脾

土。泻肺金用咸味，泻脾土用辛味，同时，辛味还能散肺，能辅助咸味完成泻肺的目的。所以，新冠肺炎的治疗原则应该是用咸泻肺，用辛泻脾，简称"咸辛泻肺脾"。

那么，临床上用的新冠肺炎治疗方，是不是"咸辛泻肺脾"的配伍结构呢？我们来看看。

第一类方子，是寒湿郁肺证的治疗方。

《新型冠状病毒感染的肺炎诊疗方案（试行第五版）》（国卫办医函〔2020〕103号）（下文简称"第五版诊疗方案"）推荐的寒湿郁肺证治疗方如下：苍术15g、陈皮10g、厚朴10g、藿香10g、草果6g、生麻黄6g、羌活10g、生姜10g、槟榔10g。

第七版诊疗方案推荐的寒湿郁肺证治疗方如下：生麻黄6g、生石膏15g、杏仁9g、羌活15g、葶苈子15g、贯众9g、地龙15g、徐长卿15g、藿香15g、佩兰9g、苍术15g、云苓45g、生白术30g、焦三仙（焦山楂、焦麦芽、焦神曲）各9g、厚朴15g、焦槟榔9g、煨草果9g、生姜15g。

粗略数一数就知道，在这两个方子中，使用最多的是辛味药，包括藿香、麻黄、羌活、生姜、佩兰、草果、陈皮、徐长卿。接下来应该是咸味药、苦味药和甘味药。咸味药包括厚朴、葶苈子和地龙，苦味药包括白术、苍术、贯众和槟榔，甘味药包括茯苓、焦麦芽和焦神曲。考虑到苦甘化咸的配伍转化关系，这些苦味药和甘味药是可以转化为咸味的，例如苍术+茯苓，焦槟榔+焦麦芽。最后，还有酸味药石膏。

由此可见，上面这两个方子基本符合"咸辛泻肺脾"的配伍结构，而且第七版诊疗方案的推荐方用药更多，咸泻肺和辛泻脾的力量都加强了。

第二类方子，是疫毒闭肺证的治疗方。

第五版诊疗方案推荐的疫毒闭肺证治疗方如下：杏仁10g、生石膏10g、瓜蒌30g、生大黄6g（后下）、生麻黄6g、炙麻黄6g、葶苈子10g、桃仁10g、草果6g、槟榔10g、苍术10g。

第七版诊疗方案推荐的疫毒闭肺证治疗方如下：生麻黄6g、杏仁9g、生石膏15g、甘草3g、藿香10g、厚朴10g、苍术15g、草果10g、法半夏9g、茯苓15g、生大黄5g（后下）、生黄芪10g、葶苈子10g、赤芍10g。

同样地，在这两个方子中，辛味药与咸味药占主要地位。只不过，与寒湿郁肺证治疗方相比，疫毒闭肺证的这两个治疗方中，辛味药的使用少了，咸味药的使用多了。比方说，第五版诊疗方案的那个推荐方中，大黄、葶苈子均为咸味药，杏仁＋瓜蒌、苍术＋瓜蒌也都是苦甘化咸的组合，而辛味药却只有麻黄和草果。

第七版诊疗方案的方子呢？其实就更明显了。它不仅包含有泻肺平喘的麻杏石甘汤底方，而且增加了咸味药大黄、厚朴和葶苈子。同时，苦味止咳药苦杏仁与甘味止咳药甘草配伍，苦甘化咸泻肺。辛味药麻黄宣肺平喘，作用于肺。辛味药草果、藿香和半夏祛痰湿，作用于脾。苍术和黄芪呢？一个燥湿，一个补气，都是作用于脾。

所以，这两个疫毒闭肺证的治疗方，也是符合"咸辛泻肺脾"配伍结构的。

如果要我来评价上面4个方剂，我会认为第七版诊疗方案中疫毒闭肺证的这个治疗方是最合理的。为什么这么说呢？因为这个方子里面，没有多余的苦味药，没有多余的甘味药，而且增加了酸味药石膏和赤芍，兼顾了肺虚病证表现（低热、口干痰少），应对复杂病情的能力更强。

其他几个方子，要么是在采用麻杏石甘汤时丢了甘草，要么是方子中配伍了过多的苦味药，从汤液经法图角度看，在肺金病证治疗上，这就是配伍不足或冗余的表现。

让我们把第七版诊疗方案疫毒闭肺证的治疗方填在汤液经法图里，以加深一下大家的印象。

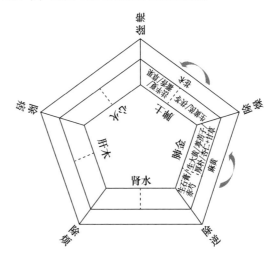

新冠肺炎疫毒闭肺证治疗方配伍原理图

第三类方子，让我们来看看清肺排毒汤。

首先给出清肺排毒汤的组方：麻黄9 g、炙甘草6 g、杏仁9 g、生石膏15～30 g（先煎）、桂枝9 g、泽泻9 g、猪苓9 g、白术9 g、茯苓15 g、柴胡16 g、黄芩6 g、姜半夏9 g、生姜9 g、紫菀9 g、款冬花9 g、射干9 g、细辛6 g、山药12 g、枳实6 g、陈皮6 g、藿香9 g。

清肺排毒汤的疗效，前面已经提到了，这是一个适用于轻型、普通型和重型新冠肺炎的通用方剂。从组方上看，清肺排毒汤是在经方麻杏石甘汤、小柴胡汤、射干麻黄汤和五苓散的合方基础上加减而来的。所以，我们只要搞清楚了上述这4个方剂的五味补泻特点，也就明确了清肺排毒汤的五味补泻特点。

其中，麻杏石甘汤，前面已经讲过了，是一个以泻肺为主、补泻兼施的方剂，配伍结构为"二咸（苦甘化咸）一酸一辛"。

小柴胡汤，前面也讲过了，是一个具有同时治疗肝木、脾土和肺金病证潜力的方剂，补泻兼施，以补肺金合并补脾土为主。当然，这里说的小柴胡汤，应该是加上酸味药芍药的组方。只有加上酸味，小柴胡汤才能更多地作用于肺金，才能更多地表现出补肺补脾的作用。如果没有芍药，辛酸不能化甘，小柴胡汤的作用就只是对脾土病证的补泻兼施，并且以泻脾为主。清肺排毒汤只是使用了小柴胡汤里面的柴胡、黄芩、半夏、生姜和甘草，没有人参和大枣，也没有芍药，所以，仅仅从这几味药来看，清肺排毒汤使用的是小柴胡汤泻脾的作用，而不是补脾和补肺的作用。当然，这种泻脾的作用，恰恰符合新冠肺炎"咸辛泻肺脾"的治则治法。

射干麻黄汤，从组方和功效来看，也是一个经典的泻肺兼泻脾的方剂，其中泻肺的咸味全部由苦甘化咸而来，包括射干＋大枣，紫菀＋款冬花。为什么紫菀与款冬花是一个经常同时出现的药对呢？从汤液经法图角度看，只有苦甘化咸才能有效地泻肺，才能有效地止咳平喘，这是五味配伍化合理论与中药药对的关系。除此之外，五味子是用于补肺的，细辛和麻黄一样，是用于散肺的，半夏和生姜在小柴胡汤中就出现过，是泻脾祛痰湿的。

最后一个，五苓散。这个方子也有很多东西可以讲，大家先记住，这个方子是肾水病证的治疗方，功效特点是补泻兼施、以泻肾为主。此方用在清肺排毒汤里面是为了增强祛寒湿的作用。

除了这4个组成部分之外，清肺排毒汤还增加了藿香、陈皮和枳实，其中，藿香和陈皮辛泻脾，枳实酸补肺，还是离不开脾土和肺金。

好，4个基本方和用药加减讲完了，我们把它们合在一起，填在汤液经法图里，如下图所示。

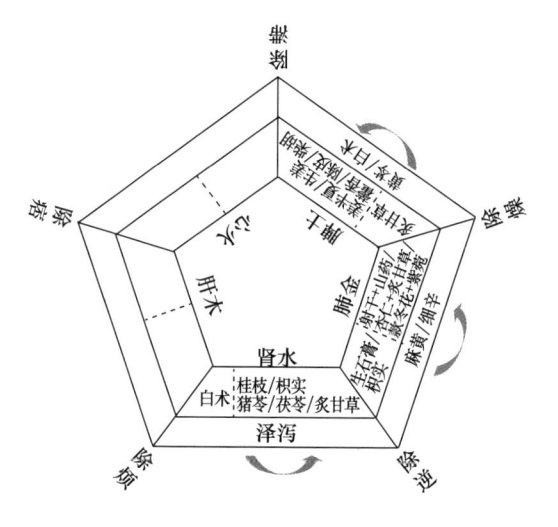

清肺排毒汤配伍原理图

可以看出，清肺排毒汤是一个以泻肺合并泻脾为主、兼有泻肾、补泻兼施的治疗方。之前我们讲，新冠肺炎的病因病机是肺实合并脾实，治则治法是"咸辛泻肺脾"，这两者是符合的。

清肺排毒汤的组方用药多，大家要好好理解，要学会从汤液经法图的角度认识它。

好了，本节课就到这里。这节课的内容有些多，希望大家好好消化。

其实关于新冠肺炎的中医药治疗这个话题，我们可以讲的内容非常多，再讲两节课都讲不完，我们就不展开了。

最后给大家留一个问题，我们说新冠肺炎的病因病机主要是肺实合并脾实，那清肺排毒汤除了泻肺泻脾之外兼有的泻肾作用该怎么理解呢？是不是适合所有人呢？泻肾会不会出现什么问题呢？

第十九讲

肺脾同补三方与肺肾同补三方

在前面讲肺金病证治疗方的时候，我们给大家介绍了小泻肺汤和小补肺汤。其实在当时，大家可能就已经发现，小补肺汤的组方（麦冬、五味子、旋覆花和细辛）与我们现在的一个常用中成药有些像，对，就是生脉饮（《方剂学》中对应的方子为生脉散）。

小补肺汤以酸味为主，用了两个酸味药，一个是麦冬，一个是五味子，而这2个药就是生脉散里面的主药。所以，可以说，生脉散继承了小补肺汤的衣钵，是一个补肺之方，以酸味为主。今天呢，我们就给大家讲讲补肺之方。

不过，由于目前常见的补肺之方都不是单纯定位于肺金，而是在定位于肺金的同时还会兼顾脾土或肾水，所以，我们本节课讲的6个方子，3个是肺脾同补的，3个是肺肾同补的。

首先，我们来看看肺脾同补的3个方，它们分别是生脉散、麦门冬汤和清燥救肺汤。

先来看看这3个方子的补肺之功。在这3个方子中，麦门冬汤能够滋养肺胃，降逆下气，主要用于虚热肺痿证和胃阴虚证。看看，里面有肺金。清燥救肺汤能够清肺润燥，益气养阴，主要用于温燥伤肺所致的气阴两虚证。看看，里面也有肺金。生脉散，虽然《方剂学》教材将之归为补气剂，但从其实际上治疗的干咳少痰、咽干舌燥来看，还是与肺金有关。

所以，这3个方子都是治疗肺金病证的。它们不仅都可以治疗肺金病证，还能够治疗口渴、咽干、心烦和干咳。其中的口渴、口干，是《辅行诀》中小补肺汤、大补肺汤所治疗的肺虚病证的代表性症状。大家注意，我们现在辨证时，一般会认为口渴、口干是胃阴虚有热的表现，但是在汤液经法图体系里面，口渴、口干却是肺虚病证的典型表现，这一点大家要注意。

所以，生脉散、麦门冬汤和清燥救肺汤，都是补肺之方。那么，它们是怎样实现补肺功效的呢？有什么侧重点呢？

这就是选药和配伍的技巧了。

在这3个方子中，生脉散用药最少，仅麦冬、五味子和人参3味药，是"二酸一甘"的配伍结构。从《方剂学》的记载来看，其传统用量为人参五分、麦冬五分、五味子七粒，现代用量为人参1.5 g、麦冬1.5 g、五味子3 g。从《中国药典》的记载来看，中成药生脉饮的用量配比是：红参100 g、麦冬200 g、五味子100 g。所以，无论从哪个角度看，生脉散的主导药味，都是当之无愧的酸味；生脉散的主导功效，都是当之无愧的补肺。

在酸味药补肺的同时，方中还有甘味药补脾，所以，生脉散是肺脾同补的方子。当然，如果我们从汤液经法图外圈"五除"的角度看，酸味药和甘味药搭配的方剂，同时还具有除逆的作用。

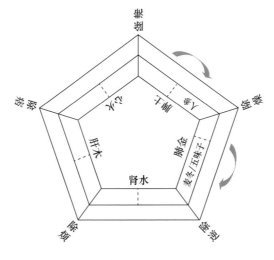

生脉散配伍原理图

麦门冬汤，是一首《伤寒杂病论》里的经方，从名字上就能看出来，主药是麦冬。除了麦冬之外，麦门冬汤还含有半夏、人参、甘草、粳米和大枣。在这个组方中，麦冬是酸味药，半夏是辛味药，人参、甘草、粳米和大枣是甘味药。

单从药味组成数目上看，似乎甘味药的占比更高，但是呢，如果我们来看看用量，就会有不一样的认识。根据《伤寒杂病论》的记载，麦门冬汤中的药物用量为：麦冬七升，半夏一升，人参三两，甘草二两，粳米三合，大枣十二枚。按照《方剂学》的折算方法，麦冬为 168 g，半夏为 24 g，人参 9 g，甘草 6 g，粳米 9 g，大枣 12 枚。按照这个用量配比，麦冬的优势太大了，自然会占主导地位。

辛味药半夏，一方面能够辛味泻脾祛痰湿，与甘味药人参、甘草、粳米和大枣共同起到补泻兼施、以补为主的补脾作用；另一方面，辛散肺，还能辅助酸味药麦冬用于肺虚痰阻类疾病的治疗。大家知道，麦门冬汤常常用于口干咽燥、咳痰不爽、咽喉不利等咽部疾病的治疗，这很可能就是其补肺散肺作用的体现。

所以，麦门冬汤以"一酸一辛四甘"的配伍结构，完成了肺脾同补的使命。

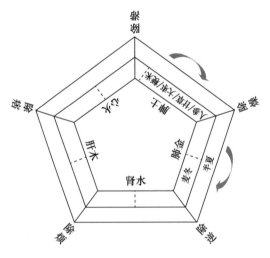

麦门冬汤配伍原理图

最后，再来看看清燥救肺汤。

清燥救肺汤由桑叶三钱、石膏二钱五分、人参七分、甘草一钱、胡麻仁一钱、阿胶八分、麦冬一钱二分、苦杏仁七分和枇杷叶一片组成。这其中，用量较大的中药包括桑叶、石膏和麦冬。石膏属于酸味药，这一点我们在麻杏石甘汤里面讲过。麦冬也是酸味药，是麦门冬汤里面的君药。那么，桑叶呢？桑叶是什么样的药味呢？

桑叶，桑科植物桑树的叶子，传统的桑叶需要在10～11月初霜后采收，又叫霜桑叶，或者冬桑叶。为什么要在秋冬季采收呢？是为了得到天地的燥金之气。这种燥金之气，就是寒凉之性，是适度的寒凉之性。桑叶的功效是疏散风热、清肺润燥、清肝明目，作用靶位很明确，就是肝和肺。所以，我们认为，桑叶的药味，很可能是辛味兼有酸味，以辛味为主，或者叫作"木中金"，与柴胡比较接近。

《中国药典》标注的桑叶的甘味，可能是辛味与酸味化合之后的结果，而标注的苦味呢，很可能就是寒性的一个等价概念。所以，在这里，我们大胆地将桑叶定义为辛味兼有酸味。

这样一来，清燥救肺汤里面的3个主药，桑叶、石膏和麦冬，就构成了酸辛补肺的组合。其余的组方中药，人参味甘，甘草味甘，胡麻仁味甘，阿胶味甘，苦杏仁味苦，枇杷叶味苦，苦甘可以化咸，味咸可以泻肺。所以，清燥救肺汤是"二酸一辛四甘二苦"的结构，或者叫作"二酸一辛四咸二甘"的结构，酸补肺，咸泻肺，辛散肺，甘补脾，联合使用共同构成补泻兼施、以补肺补脾为主的功效特点。

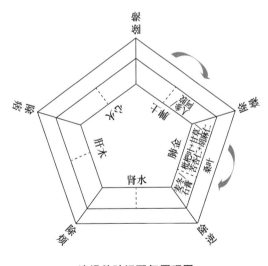

清燥救肺汤配伍原理图

好，肺脾同补的生脉散、麦门冬汤和清燥救肺汤介绍完了。

接下来，我们给大家讲3个肺肾同补的方子，分别是增液汤、养阴清肺汤和百合固金汤。

第一个，增液汤，由玄参一两、麦冬八钱、生地黄八钱组成。从汤液经法图二十五味药精的记载看，"味苦皆属水，地黄为之主"，地黄是最典型的苦味药，是"水中水"，味苦补肾，是用于肾水病证的治疗用药。玄参呢，与地黄一样，也是补肾水的典型的苦味药，《中国药典》标注的玄参药性是"甘、苦、咸，微寒"，药味比较杂。不过，从玄参的法象药理和功效药理上看，一个能够治疗温毒烦渴、骨蒸劳嗽但不能利尿的黑色植物药，应该是以苦味为主才对。麦冬不用说了，典型的酸味药。所以，增液汤的配伍结构是"二苦一酸"，功效特点是肺肾同补。

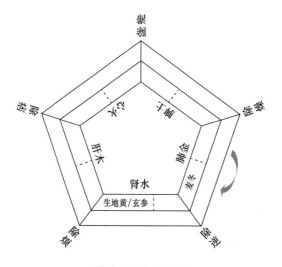

增液汤配伍原理图

第二个，养阴清肺汤，这个方子就是在增液汤基础上加减而来的，具体说，是在玄参、麦冬和生地黄的基础上，增加了甘草、贝母、牡丹皮、薄荷和白芍。其中，甘草味甘泻肾，贝母味咸泻肺，牡丹皮味苦补肾，薄荷味辛散肺，白芍味酸补肺。所以呢，养阴清肺汤的配伍结构，就是"三苦一甘二酸一咸一辛"，功效特点就是肺肾同补、补泻兼施、以补为主。

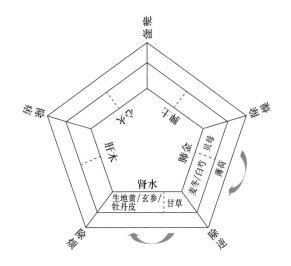

养阴清肺汤配伍原理图

其中呢，有 2 个中药需要特别说一下，牡丹皮和贝母。

牡丹皮是一个苦味药，它的功效与地黄、玄参很像，能够用于热入营血、温毒发斑、骨蒸潮热、疮疡肿毒。在《中药学》教材中，牡丹皮与地黄、玄参一样，都属于清热凉血药。所以，从功效药理上看，牡丹皮是一个苦味药。

但是呢，在某一个版本的《辅行诀》里面，牡丹皮作为代赭石的替代品出现在了小补心汤和大补心汤里，原文记载为"代赭石，一方作牡丹皮，当从"。也就是说，它出现在了咸味药应该出现的位置上。这就给确定牡丹皮的主导药味带来了一些困扰。从目前的证据来看，我们不能确定究竟哪一个面孔才是真正的牡丹皮所具有的。既然这样，那就暂且以苦味药来对待吧。希望大家在未来的学习研究中，能够解决这个问题。

贝母，之前在讲麻杏石甘汤的时候出现过，是直接按咸味药对待的。那么，为什么贝母是一个咸味药呢？

我们先来看看《中国药典》的描述。常用的贝母包括川贝母和浙贝母。川贝母的药性为"苦、甘，微寒"，功能主治为"清热润肺，化痰止咳，散结消痈。用于肺热燥咳，干咳少痰，阴虚劳嗽，痰中带血，瘰疬，乳痈，肺痈"。浙贝母的药性为"苦，寒"，功能主治为"清热化痰止咳，解毒散结消痈。用于风热咳嗽，痰火咳嗽，肺痈，乳痈，瘰疬，疮毒"。

从药味上看，苦甘化咸，苦味与甘味兼有的中药，其实也属于咸味药。从功效上看，咸能软坚散结，苦不能软坚散结，而消痰散结恰恰是贝母的主要功效之一，治疗瘰疬瘿瘤及热结痈肿，恰恰是贝母的功效特点之一。所以，贝母当以咸味为主导药味。当然，如果考虑到贝母清热润燥止咳的作用，给它加上那么一点苦味，也是可以的。

大家看，在现行的中药药性理论中，大家都在讲贝母的消痰散结，都在讲咸能软坚散结，但很少会将贝母定义为咸味药，也很少有人讲贝母的咸味，这就是一个矛盾。为什么会出现这种矛盾？因为我们对药性药味的理解还不够深刻，因为我们过于拘泥于我们看到的文献记载，而忽视了本就存在的逻辑关系。为什么咸味中药这么少？其实，可能并不是咸味中药少，而是历朝历代逐步固化的思维，将中药药性理论改造成了现在这个样子了。

所以，我们反复说，发展中医药的前提是传承，真正的去粗取精、去伪存真的传承，否则，可能会南辕北辙。

第三个，百合固金汤。

百合固金汤由百合、熟地黄、生地黄、当归、白芍、甘草、桔梗、玄参、贝母和麦冬组成，这些中药的药味，我们之前都讲过了，大家可以自己分析一下，这个方子的配伍结构和功效特点都是什么。

公布答案：百合固金汤的配伍结构是"四苦二酸二甘一辛一咸"。苦咸配伍化酸，辛甘配伍化苦，如果将用药数目最少的辛味和咸味配伍转化掉，实际上还是增加了苦味和酸味的作用。

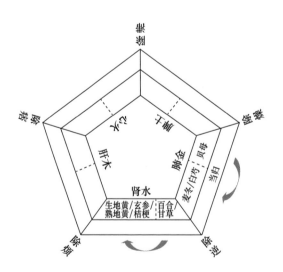

百合固金汤配伍原理图

所以说，百合固金汤的主要功效就是肺肾同补，酸补肺，苦补肾，治疗肺肾两虚的病证。肺虚表现为口燥咽干、咳嗽气急，肾虚表现为骨蒸潮热、小便短赤，这些都是百合固金汤的适应证。

关于百合固金汤，有这样一种争议，即在方剂学理论中，它到底属于滋阴剂，还是属于治燥剂。有人说，内燥不一定有盗汗、潮热等阴虚表现，而阴虚必有口燥、咽干等内燥表现，所以，百合固金汤应该是滋阴剂。按照这个说法，现在归属于治燥剂的增液汤，以生地黄与玄参为主药，怎么可能不治疗潮热盗汗，又怎么可能是治燥剂呢？所以，造成这个争议的根本原因，是病证定义与定位的不明确。从汤液经法图角度看，如果我们将滋阴定义为滋肾，将治燥定义为治肺，那么，无论是增液汤还是百合固金汤，都是肺肾同治的，都是滋阴与治燥并举的方剂，只不过，由于组方有差异，所以功效有侧重罢了。

好，本节课就讲到这里。希望大家记住肺脾同补的三方——生脉散、麦门冬汤和清燥救肺汤，以及肺肾同补的三方——增液汤、养阴清肺汤和百合固金汤。其实，从组方药味上看，也很好记，酸补肺，甘补脾，苦补肾，酸甘为主的方剂，就是肺脾同补方，而酸苦为主的方剂，就是肺肾同补方。

第二十讲

解读十首便秘治疗方

前面几节课，我们给大家讲了泻肺和补肺的方子，主要侧重于肺系疾病，如感冒、咳嗽这一类的。但是呢，我们之前说过，汤液经法图是以五脏虚实来认识疾病并以五味补泻来治疗疾病的。这句话的意思是说，理论上，凡是疾病，都可以从五脏虚实辨证角度来认识。那么，既然这样，我们这里的肺金病证，就不仅仅是咳嗽、肺炎这么简单了。

大家都知道，中医里面有脏腑表里的概念，也就是说，不同脏腑之间有关联，即肝与胆相表里，心与小肠相表里，脾与胃相表里，肺与大肠相表里，肾与膀胱相表里。所以，胆系疾病就要按肝论治，大肠疾病就要按肺论治。

最经典的大肠疾病，就是便秘、溃疡性结肠炎、结肠黑变病。其中，便秘又是老百姓最常见的疾病。所以，我们今天来说说通便方。

既然肺与大肠相表里，大肠疾病需要按照肺金病证来论治，那么自然地，大肠疾病也分虚实，也需要咸味药、酸味药和辛味药的配伍。

那么，真实的通便方是不是这么个思路呢？我们找了10个通便方，依次来看看。

第一个，大承气汤。

大承气汤是经典的泻下方，往往是《方剂学》中泻下方的第一个。大承气汤由大黄、厚朴、枳实和芒硝组成，其中，大黄味咸，厚朴味咸，芒硝味咸，枳实味酸，是一个"三咸一酸"的配伍结构，补泻兼施，以泻为主，多用于治疗阳明腑实证，症见脘腹痞满，腹痛大便难。以上几个药都是《辅行诀》二十五味药精中所列之药，药味如是，不赘言。

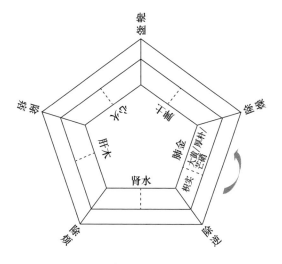

大承气汤配伍原理图

第二个，小承气汤。

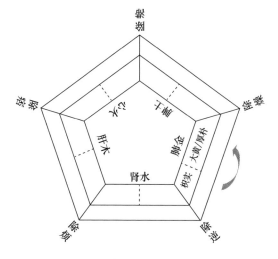

小承气汤配伍原理图

小承气汤是在大承气汤基础上，减去芒硝，减少厚朴和枳实的用量而来。芒硝和厚朴是咸味药，减去芒硝以及减少厚朴的用量，实际上就是弱化了泻肺、泻大肠的力量，变成了"二咸一酸"的配伍结构。所以，小承气汤的泻下作用弱于大承气汤，多用于阳明热结轻证。

第二个，调胃承气汤。

调胃承气汤，名不虚传。调胃承气汤由大黄、芒硝、甘草组成。大家注意看，大承气汤和小承气汤，作用靶位都在肺金，不涉及其他脏腑，而调胃承气汤则不一样，由于加入了甘味药，所以它的配伍结构变为"二咸一甘"，它的作用靶位从单一的肺金，变成了复合的肺金兼脾土。而且对于脾土的治疗，是单纯的补脾，或者叫作单纯的补胃气。

所以，调胃承气汤就是一个既能泻肺与大肠，又能补脾胃的方子，虽然这种泻肺的方式很粗暴，这种补脾的方式也很单一，但它依然是一个横跨两个脏腑的复合治疗方。当然，如果我们把甘味药甘草看成是泻肾的用药，那么调胃承气汤就变成了泻肺同时泻肾的方子。能不能这么理解呢？有待进一步讨论。

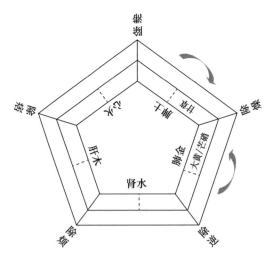

调胃承气汤配伍原理图

作为一个甘味药，甘草的主要方向是缓肝木和补脾土，此外，甘草似乎也是能够作用于肾水的。大家知道，长期使用甘草会有导致水钠潴留和低血钾的风险，甘草的提取物甘草酸苷也有导致水钠潴留和低血钾的风险，而水钠潴留和低血钾显然与肾水、肾脏的关系很密切。所以，我们需要注意甘味药甘草对肾水的作用。如果甘草能够作用于肾水，能泻肾水，那么对于调胃承气汤的认识就需要更进一步。

第四个，大陷胸汤。

与调胃承气汤类似，大陷胸汤也是"二咸一甘"的配伍结构，但不同之处在于，这里面的甘味药，从甘草换成了甘遂，从补气药换成了利水药，那么自然地，大陷胸汤的"二咸一甘"配伍所发挥的应该是泻肺金合并泻肾水的作用。《方剂学》上明确描述，大陷胸汤的功效是泻热、逐水、破结，用于热饮结胸证。

为什么甘遂是甘味药呢，这是法象药理和功效药理的推测结果，当然最重要的，还是因为它的名字，让我们先记住这个结论。

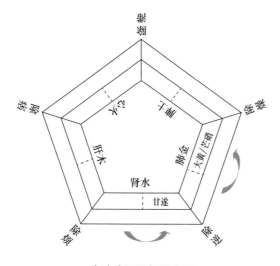

大陷胸汤配伍原理图

第五个，大陷胸丸。

大陷胸丸，由大黄、葶苈子、芒硝和苦杏仁组成，用于热饮结胸轻症。其中，大黄、葶苈子和芒硝都是咸味药，泻肺的功效妥妥的。那么，杏仁呢？杏仁全名为苦杏仁，自然是以苦味为主。那么，大陷胸丸里面加杏仁是什么目的呢？

其一，苦杏仁止咳平喘，润肠通便，常用于胸满痰多和便秘，从这个功效上看，苦杏仁与大黄配伍是协同增效，相须相使。其二，苦杏仁味苦，苦泻心，可以用于心火病证的治疗。大陷胸丸能够用于心中懊憹、短气烦躁和汗出，其实这就有点小补心汤的意思了。其三，大陷胸丸的服药过程，除了上述四味药，还要"别捣甘遂一钱匕、白蜜二合"同服。这就在药味配伍上，实现了苦杏仁与白蜜的苦甘化咸，增强了全方的咸泻肺之功。

整体上看，大陷胸丸的配伍结构为"三咸一苦二甘"，苦甘化咸强化泻肺之功。

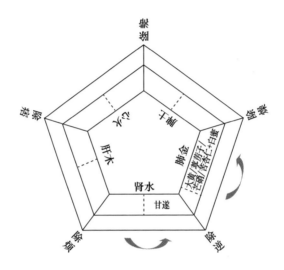

大陷胸丸配伍原理图

第六个，大黄附子汤。

大黄附子汤，在《方剂学》中与大承气汤不同，属于温下药。从药味组成上看，大黄附子汤由大黄、附子和细辛组成，大黄味咸泻肺，附子和细辛味辛散肺，这是一个"一咸二辛"的配伍结构。弱化了咸味，所以泻下之力没那么强了；增加了热性，所以散寒之功比较突出。

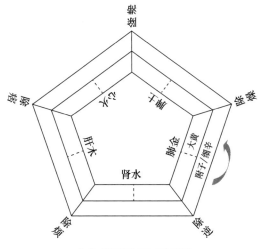

大黄附子汤配伍原理图

第七个，麻子仁丸。

麻子仁丸的组方为火麻仁、芍药、枳实、大黄、厚朴和苦杏仁。其中，芍药和枳实为酸味药，大黄和厚朴为咸味药，苦杏仁为苦味药，火麻仁呢，是一个甘味药。所以，麻子仁丸的全方是一个"二咸二酸一甘一苦"的配伍结构，也可以叫作"四咸（苦甘化咸）二酸"的配伍结构，补泻兼施，以泻为主。麻子仁丸一般被称为润下药，实际上呢，它是一个补泻兼施且泻下力缓的泻肺之方。

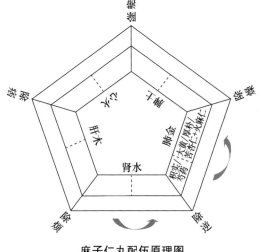

麻子仁丸配伍原理图

第八个，济川煎。

济川煎是温肾益精、润肠通便的方子，一般用于肾阳虚型的便秘。它由当归、牛膝、肉苁蓉、泽泻、升麻和枳壳组成，其中，当归和升麻味辛，泽泻和肉苁蓉味咸，枳壳味酸，牛膝这个药比较特殊，可能是苦甘之味兼具的中药，一般是以甘味为主。所以，济川煎的组成，属于"二咸二辛一酸一甘"的配伍结构，主体依然是补泻兼施治肺金。

同时，由于咸味和甘味均能用于肾水病证的治疗，辛酸也能化甘，所以，济川煎的组方中，的确包含了不少肾水病证的治疗药味，也就同时能够治肾。肾水病证的治疗，我们马上会讲，这里就不展开了。

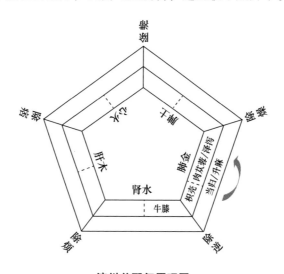

济川煎配伍原理图

第九个，增液承气汤。

前面讲的通便方，都是以咸味泻肺为主的。那么，有没有以酸味补肺为主的通便方呢？有的，就是增液承气汤。

增液承气汤由大黄、芒硝、玄参、麦冬和生地黄组成。其中，大黄和芒硝味咸，玄参和生地黄味苦，麦冬味酸。单从酸味药的个数上看，只有麦冬一个，并没有优势。但是呢，别忘了我们还有五味配伍转化关系——苦咸化酸。大黄和芒硝2个咸味药，玄参和生地黄两个苦味药，刚好完成苦咸化酸的操作。如此一来，全方就变成了以酸味为主的补肺之方，配伍结构为"二咸二苦一酸"，或者叫作"五酸（咸苦化酸）"。

补泻方向不同，治疗的病证也就不同。增液承气汤治疗的便秘，属于阴虚便秘。

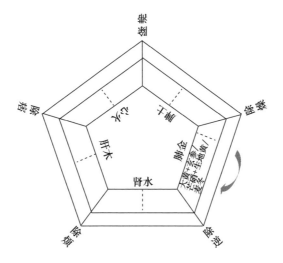

增液承气汤配伍原理图

第十个，黄龙汤。

在《方剂学》中，黄龙汤的功效分类是泻下剂里面的攻补兼施剂。请大家注意，这里的"攻补兼施"，与我们在本书中讲的"攻补兼施"并不完全一样。

说黄龙汤攻补兼施，主要是因为在功效和组成上，本方既含有大黄、芒硝以泻下，又含有人参、当归以补气血，这种攻邪和补虚搭配而成的方，即可攻补兼施。需要注意的是，在这种情况下，攻邪与补虚所锚定的脏腑，可能是同一个，也可能不是，黄龙汤就不是。

在汤液经法图的疾病认知体系中，由于虚实贯穿始终，所以，我们通常认为：某一个脏腑病证的治疗方，如果单纯含有泻味，则为攻方；单纯含有补味，则为补方；同时含有泻味和补味，则为攻补兼施方。这就是本系列课程中攻补兼施的定义，主要锚定的是同一个脏腑的病证。

实际上，我们倾向于认为，在对同一个脏腑进行治疗的语境下来说攻补兼施，可能更有意义。原因在于，不同脏腑之间存在生克关系，对某一个脏腑的补，对于它生的脏腑和它克的脏腑来说，意义是不同的。例如，土生金，土克水，补土有利于补金，但不利于补水。所以，把不同脏腑的攻邪和补虚放在一起，还真不一定是两个不同治疗方向的"兼施"。

好，言归正传，我们来看黄龙汤。黄龙汤的组成药物为大黄、芒硝、枳实、厚朴、当归、人参和甘草。这是一个完全在大承气汤基础上，增加了当归、人参和甘草而来的治疗方。大承气汤是"三咸一酸"的泻肺方，加上辛味的当归，甘味的人参和甘草，就变成了"三咸一酸二甘一辛"的治疗方，其中，辛酸还能再化甘，转换成"三咸四甘（辛酸化甘）"的配伍结构。也就是说，黄龙汤在大承气汤的泻肺基础上，增加了甘补脾的作用，从原有的治肺，变成了肺脾同治。

实际上，前面的调胃承气汤也是这个意思，黄龙汤只不过是较之更进一步罢了，它们非常像。咸味和甘味配伍，从汤液经法图外圈的"五除"角度看，是除燥方，用于治疗阳明燥热之燥屎停滞、热结旁流、神昏谵语，以上都是黄龙汤的适应证。

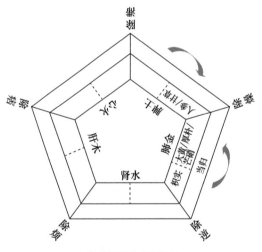

黄龙汤配伍原理图

好，10个通便方讲完了。大家可以看看，虽然它们在功效上各不相同，在证型上也各不相同，但从组方配伍的方法上看，其实非常接近。我们总结为如下两点。

第一，通便方组方用药，以咸味、酸味和辛味为主。

第二，一般来看，通便方锚定的脏腑都是肺金，也有少部分通便方还会兼顾脾土或肾水。

本节课就讲到这里，从下节课开始，我们讲肾水病证的治疗方。

第二十一讲

六味地黄丸，可能是一个残方

从本节课开始，我们就来讲肾水病证的治疗方。说到肾水，大家都会想到补肾。说到补肾，大家都会想起那个经典名方——六味地黄丸。有专业知识的朋友还知道，六味地黄丸是补肾阴的，不是补肾阳的。但是呢，关于六味地黄丸的很多事，其实都和你想象的不一样。

六味地黄丸，补肾常用药，中老年人保健常用药。但是实际上，六味地黄丸最开始是按照小儿专用中成药设计的。

为什么这么说呢？

第一，六味地黄丸首载于宋·钱乙的《小儿药证直诀》。看看这书名就知道，这本书讲的都是小儿疾病的治疗，这本书收录的方剂，自然都是些小儿疾病专用方。

第二，六味地黄丸虽然是在《小儿药证直诀》首载的，但其实并不是钱乙首创的，而是钱乙在张仲景所创肾气丸的基础上加减而来的。怎么加减的呢？在肾气丸八味药的基础上，减去了附子和桂枝。为什么要减去附子和桂枝呢？因为"小儿阳气甚盛，因去桂附而创立此方，以为幼科补肾专药"。

看到了吧，减去附子和桂枝是为了适合小儿使用。这不是小儿专用方是什么？

第三，现代临床上，六味地黄丸也的确常用于小儿疾病的治疗，例如小儿发育迟缓、小儿反复感冒、小儿糖尿病、小儿遗尿等。

所以，六味地黄丸是肾气丸的减方，是专门针对小儿疾病所设的补肾方。

那么，从汤液经法图角度看，这种减药的操作，会有什么样的影响呢？这个问题，就是本节课的重点问题。

为了回答这个问题，我们需要来分析一下肾气丸与六味地黄丸的组方配伍特点。

肾气丸

干地黄八两　山药四两　山茱萸四两　泽泻三两　茯苓三两
牡丹皮三两　桂枝一两　附子一两

六味地黄丸

熟地黄八钱　山药四钱　山茱萸四钱　泽泻三钱　茯苓三钱
牡丹皮三钱

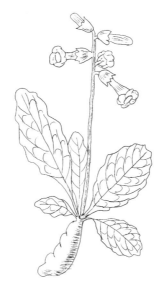

地黄

这两个方子的演变发展顺序，是先有肾气丸，后有六味地黄丸。所以，我们首先来看看，肾气丸的五味补泻特点。

肾气丸能治疗肾水病证，这一点是毫无疑问的。《辅行诀》记载的肾水病证如下。小补肾汤治疗"虚劳失精，腰痛，骨蒸羸瘦，小便不利"，小泻肾汤治疗"小便赤少，少腹满，时足胫肿"。从《方剂学》记载的肾气丸的主治证上看，腰痛、少腹拘急、下半身冷、阳痿滑泄、小便不利、消渴、脚气、痰饮、转胞等肾阴阳俱虚的临床表现中，腰痛、阳痿滑泄、小便不利、消渴等类似于肾虚病证的表现，而少腹拘急、脚气等则类似于肾实病证的表现，似乎两者都有顾及。但从《伤寒杂病论》原文来看，肾气丸能够用于"虚劳腰痛，少腹拘急，小便不利"，这是明显的肾虚病证。

所以，我们认为，肾气丸是治疗肾虚病证的方剂，也就是补肾方。

接着，我们再从组方用药的角度来看看。

肾气丸的组方8味药中，地黄是苦味药，无论生地黄还是熟地黄，都是苦味药，只不过熟地黄的药性更偏温，生地黄的药性更偏寒。《伤寒杂病论》原文的干地黄，实际上就是现在的生地黄。除了地黄之外，牡丹皮可能是咸味，也可能是苦味，或者是咸苦兼具，从现代清热凉血的功效角度看，暂且以苦咸之味定之，以苦为主。山药也称薯蓣，甘酸兼具，以甘为主。茯苓也是甘味药。山药和茯苓是两个药食两用的中药。山茱萸呢，是一个标准的酸味药，酸收酸敛。泽泻是一个咸味药，它也是《辅行诀》二十五味药精中收录的品种。附子和桂枝，则都是辛味药，药性温热。所以，肾气丸的组方配伍结构，可以看成是"二苦二甘二辛一酸一咸"。

那么，这种"二苦二甘二辛一酸一咸"的配伍结构，在汤液经法图中怎样分布呢？是苦甘化咸呢？还是辛甘化苦呢？还是酸咸化辛呢？

我们之前说过，在分析方剂的五味补泻特点之前，首先要搞清楚，这个方剂的作用靶位是单一脏腑，还是多个脏腑，如果是多个脏腑，又以哪个脏腑为主。大家回忆一下，我们之前讲过的大阴旦汤（小柴胡汤），作用于肺金和脾土两个脏腑，以补肺金合补脾土为主；大阳旦汤（黄芪建中汤）呢，作用于肝木和脾土两个脏腑，以补肝木合补脾土为主。肾气丸的作用靶位，很可能也是两个脏腑，分别为肾水和肝木。

肾水病证的治疗，以苦补之，以甘泻之，以咸润之。肝木病证的治疗，以辛补之，以酸泻之，以甘缓之。所以，我们说，在肾气丸的"二苦二甘二辛一酸一咸"里面，二苦补肾，二甘泻肾，一咸润肾，就能满足肾水病证治疗所需。余下的"二辛一酸"，恰好用来治疗肝木疾病。当然，如果我们能够再格式化一些，再完美化一些，就可以将"二苦二甘二辛一酸一咸"拆成对称分布的"二苦一甘一咸"和"二辛一酸一甘"两个组方，其中，"二苦一甘一咸"以补肾水为主，"二辛一酸一甘"以补肝木为主。

所以，从汤液经法图角度看，肾气丸很可能是以补肾水合补肝木为主的治疗方，并且补泻兼施。

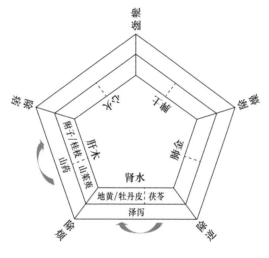

肾气丸配伍原理图

明确了肾气丸补肾水合补肝木的组方策略，就能明白，如果去掉了附子和桂枝，那么对于肾气丸补肝木的作用而言，其实是毁灭性的打击。

原因很简单，辛味才能补肝，其他味不能补肝，肾气丸里面只有 2 个辛味药，一个是附子，一个是桂枝，去掉了附子和桂枝，就再也没有其他的辛味药可以替代了，肾气丸补肝木的作用也就缺失了。

不仅补肝木的作用缺失了，对于肾气丸中"二辛一酸一甘"的补肝木组合来说，没有了辛味药，酸味药山茱萸和甘味药山药的位置，可能也会发生变化。最可能的变化途径，就是甘味药山药直接加入肾水的治疗组合，构成"二苦二甘一咸"的配伍结构，增强泻肾的力量。相应地，酸味药山茱萸就只能单打独斗，承担起一些补肺的作用。毕竟，山茱萸具有酸收酸敛的作用，能够用于头晕目眩、内热消渴等病证。

所以，从汤液经法图角度看，肾气丸去掉了附子和桂枝后，由于缺少了辛味药补肝木的作用，其功效特点也在原来的补肾水合补肝木的基础上，缺失了补肝木，增强了泻肾水，突出了一点点补肺金。

正是因为这个原因，我们现在通常把含有附子和桂枝的肾气丸，称为补肾阳方，而将仅仅缺失了附子和桂枝的六味地黄丸，称为补肾阴方。也正是这个原因，我们说，六味地黄丸可能是一个残方。

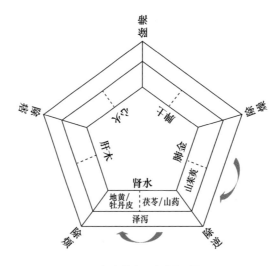

六味地黄丸配伍原理图

明白了这个分析，我们就继续往下走。

刚才说，六味地黄丸与肾气丸相比，增强了泻肾的作用，也就是利尿消肿的作用。但是呢，它泻肾的力量还不够强，还可以更强。比如说，我们采取另一种加减方式，在肾气丸的基础上，一方面加入甘味药牛膝、车前子，增加甘味泻肾的作用，另一方面提高辛味药的用量，让辛味药与酸味药的药力均衡，通过辛酸化甘来增加甘味泻肾的作用。这种操作的结果，就是得到济生肾气丸以及中成药金匮肾气丸。

注意，中成药金匮肾气丸不是《金匮要略》里面的肾气丸。《金匮要略》里面的肾气丸，是由8味药组成的，对应的是中成药桂附地黄丸，是以补肾水合补肝木为主的。而中成药金匮肾气丸是由 10 味药组成的，是以泻肾水利尿消肿作用为主的。

刚才还说，六味地黄丸与肾气丸相比，还突出了那么一点点补肺金的作用，但是呢，它补肺金的力量也还是不够强，还可以更强。怎么更强呢？加入酸味药，如五味子、麦冬，或者是用黄柏配伍知母苦咸化酸，这就是麦味地黄丸和知柏地黄丸。

从这个角度来看，所谓的补肾阳和补肾阴的区别，与其说是加减配伍中药的寒热之性的区别，不如说是配伍其他中药后形成的全方功效，是侧重于补肝木，还是补肺金。侧重于补肝木这种升阳的操作，归属于补肾阳；而侧重于补肺金这种益阴的操作，归属于补肾阴。

大家看到这里，有没有觉得似曾相识？对！大阳旦汤和大阴旦汤，就是在补脾土的基础上，一个侧重于补肝木，一个侧重于补肺金。六味地黄丸的衍生方们，则是在补肾水的基础上，一些侧重于补肝木，一些侧重于补肺金。

所谓，执简驭繁，其道一也。

所谓，知其要者，一言而终，不知其要，流散无穷。

好，今天的课就讲到这里。

第二十二讲

泻肾六方

前一节课我们讲了六味地黄丸及其衍生方，大家现在都知道了，六味地黄丸的源头是肾气丸，而肾气丸是一个补肾水合补肝木的方子，也可以简称为补益肝肾方。我们现在经常将补肝与补肾统称为补肝肾，可能就是源自肾气丸。但是，肾气丸减去附子和桂枝变成六味地黄丸之后，五味补泻特点就变了，再加上麦冬、五味子，或加上知母、黄柏等，整个地黄丸系列变得更加侧重于补肺金，而忽视补肝木。

也正是这个原因，我们说，六味地黄丸可能并不是最经典的补肾方剂。

好，补肾方说完了，我们今天说说泻肾方。我们找来了 6 个经典的、常用的泻肾方，一起来看看它们的组方用药和功效特点吧。

泻肾，与补肾相对应，是补肾的反向操作。泻肾之方具有什么样的功效特点呢？能够治疗什么样的疾病呢？我们来看看《辅行诀》的记载。

《辅行诀》中收录的小泻肾汤用于"小便赤少，少腹满，时足胫肿"，收录的大泻肾汤用于"小便赤少，时溺血，少腹迫满而痛，腰痛如折，耳鸣"。从这两个方子的功能主治就能看出来，肾实病证的临床症状，一个是小便短赤，一个是腹满伴有水肿，或者说，一个是湿热下注所致的小便短赤，一个是水饮内停所致的腹满伴有水肿。

所以，治疗小便短赤、腹满伴有水肿的中药复方，就是泻肾之方。

按照这个思路，我们给大家找了 3 个经典的利水清热方和 3 个经典的利水消肿方，组成了泻肾六方。其中，经典的利水清热方是导赤散、八正散和猪苓汤，经典的利水消肿方是防己黄芪汤、真武汤和四妙丸。

好，接下来，我们先讲利水清热的3个方子。

第一个，导赤散。

导赤散首载于《小儿药证直诀》，主要用于治疗心经火热下移小肠的小便热涩刺痛，现代常用于治疗急性尿道炎、急性膀胱炎等泌尿系统疾病，符合肾实病证表现者。导赤散的组方很简单，只有3味药，即生地黄、木通和甘草。其中，生地黄味苦，木通味甘，甘草味甘，按照用量三者各等分。所以，导赤散的配伍结构是"二甘一苦"，无论是从用药数目还是从用量上看，导赤散的主导药味都是甘味，主导功效都是泻肾，且能够补泻兼施。

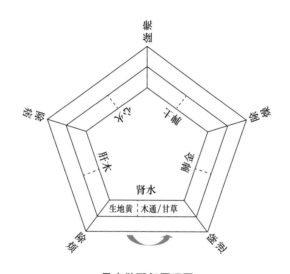

导赤散配伍原理图

关于木通的药味，需要再说明一下。木通是一个常用药，但是它的基原有些混乱，历史上木通科的木通和白木通、毛茛科的川木通、马兜铃科的关木通，都曾被当作木通使用。《中华本草》指出，木通原名通草，始载于《神农本草经》。唐代的《新修本草》记载木通："此物大者径三寸，每节有二三枝，枝头有五叶，其子长三四寸，核黑瓤白，食之甘美。"在对木通的药性记载上，《神农本草经》为辛平，《吴普本草》为辛苦，《名医别录》为甘，《汤液本草》为甘平。从这些信息来看，木通与通草一样，最原本的药味应该是甘味。

有了甘味，就有了泻肾利水的作用，就可以用于各种淋证。当然，如果将木通的药味定义为苦甘，甘中有苦，苦中有甘，也是可以的。但是不管怎样，主导药味应该是甘味。

第二个，八正散。

八正散源于《太平惠民和剂局方》，由车前子、瞿麦、萹蓄、滑石、栀子、甘草、木通和大黄组成，能够清热泻火、利水通淋，用于治疗湿热淋证。

这个方子呢，其实是一个非常典型的泻肾之方，为了达到良好的泻肾效果，不惜使用多个甘味药协同配伍，包括车前子、瞿麦、萹蓄、滑石、甘草和木通，整整6味药，占全方的3/4。余下的中药，栀子味苦，大黄味咸，全方组合在一起，恰好形成了"六甘一苦一咸"的配伍结构，以泻肾为主，补泻兼施。

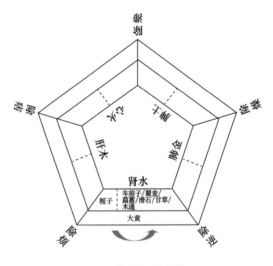

八正散配伍原理图

这个方子，由于主导药味甘味药的比重非常大，所以，即使去掉萹蓄，或去掉木通，或者加上地黄，加上金钱草，加上鸡内金，加上黄柏，加上泽泻，诸如此类的加减都不会改变原方的五味补泻特点，只是补泻的程度有所不同罢了。

都说解决问题要抓主要矛盾，汤液经法图就能帮助大家搞清楚一个方子的主要矛盾。

第三个，猪苓汤。

猪苓汤的组方结构，与八正散非常像，用了甘味的猪苓、茯苓、阿胶和滑石，以及咸味的泽泻，构成了"四甘一咸"的配伍结构。方中没有苦味药，以甘味药为主导。猪苓汤用于治疗水热互结证，能够清热利水养阴。同样，只要是保证甘味为主导，在此基础上加减几个甘味药、苦味药或咸味药，都不会改变方子的主导作用。

猪苓汤中的阿胶，具有补血止血的作用，所以，湿热下注导致的尿血，用猪苓汤是最合适的。同时，如果能搭配苦味药，例如栀子、竹叶、生地黄、黄连等，就能苦甘化咸润燥补心，具有一定的补心养心的作用，对于合并虚烦失眠、手足心热的小便不利，就更合适。之前我们讲过的黄连阿胶鸡子黄汤，就是苦甘化咸补心的经典方剂。

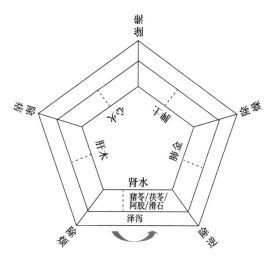

猪苓汤配伍原理图

好，接下来我们继续讲泻肾之方，防己黄芪汤、真武汤和四妙丸。

第四个，防己黄芪汤。

防己黄芪汤，由防己一两、黄芪一两一分、甘草半两、白术三分组成，其中，黄芪和甘草味甘，白术味苦，那么，防己呢？历史上，防己的基原也比较混乱，防己科和马兜铃科的多种植物都被当作防己用过，著名的比利时中草药肾病事件，就与马兜铃科广防己的不对证使用有关。防己的功效，主要包括两个方面：一是利水消肿，用于水肿小便不利；二是祛风止痛，用于风湿痹痛。从祛湿的角度看，将防己标示为苦味是没有问题的，因为苦燥湿。但是呢，苦味不具有利尿消肿的作用，利尿消肿是甘味泻肾的作用；苦味也不具有疏风祛风的作用，疏风祛风是辛味补肝的作用。所以，防己似乎也具有一定的辛味和甘味，《神农本草经》记载的防己名为解离，药性为"辛，平"，功效为"主风寒温疟，热气诸痫，除邪，利大小便"。

不过，讲到这里，我们也发现一个有意思的现象，如果我们将防己的药味定义为辛甘，那么根据五味配伍转化关系，辛甘化苦，恰好得到苦味。如果我们将防己的药味定义为苦味，那么逆向地看，苦味可由辛味和甘味化合而成，则似乎又能拆分为辛味和甘味。大家可能还记得，之前在讲安宫牛黄丸的时候，我们说安宫牛黄丸中的水牛角兼具苦、酸和咸味，最适合用于治疗心火病证。其实，由于苦咸化酸，所以，只要是苦味与咸味兼具，那就可以具有酸味之用。

这个现象也告诉我们，有些中药的药味单一，有些中药的药味则比较复杂，是复合药味。在具有复合药味的中药里面，应该有一个主导药味。但是呢，矛盾的两面具有对立统一性，同一个中药，在这个方子里、和这些中药配伍时的主导药味，与在那个方子里、和那些中药配伍时的主导药味，可能也会不同。这就是整体决定部分，同一个部分在不同的整体发挥不同的作用。所以，按照这个思路，未来还有很多内容需要研究和讨论。

言归正传，关于防己在防己黄芪汤中的主导药味，我们就暂定为苦甘之味，以甘为主。于是，防己黄芪汤就变成了"三甘一苦"的配伍结构，以泻肾为主，补泻兼施。

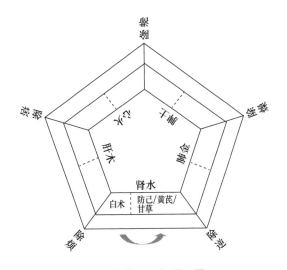

防己黄芪汤配伍原理图

第五个，真武汤。

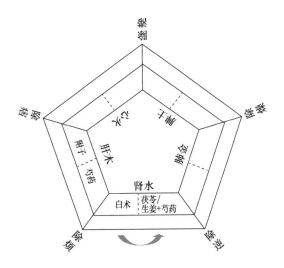

真武汤配伍原理图

真武汤，其实就是玄武汤，也就是《辅行诀》里面的小玄武汤。真武汤的组方，包括茯苓三两、芍药三两、生姜三两、白术二两、附子一枚。其中，茯苓味甘，芍药味酸，白术味苦，生姜味辛，附子味辛，属于"二辛一甘一酸一苦"的配伍结构。当然，这里面存在多种配伍转化关系，例如辛酸化甘，就会形成"三甘（辛酸化甘）一苦一辛"，以治肝肾为主。又如苦甘化咸，就会形成"二咸（苦甘化咸）二辛一酸"，以治肺为主。再如辛甘化苦，就会形成"三苦（辛甘化苦）一酸一辛"，以治心为主。

从临床应用来看，以上几方面的疾病都可用真武汤治疗。如用于腰痛、小便不利、肢体水肿是治肾，用于咳嗽是治肺，用于心悸头晕是治心。当然，泻肾利水消肿是真武汤的主导功效。

第六个，四妙丸。

四妙丸是治疗湿热下注所致的两足麻木、痿软肿痛的治疗方，是祛湿热的代表性方剂。从组成上看，四妙丸由4味药组成，分别是黄柏八两、薏苡仁八两、苍术四两和牛膝四两。其中，黄柏和苍术味苦，薏苡仁和牛膝味甘，是二对二的等比例组方模式。所以，四妙丸是补泻兼施的治肾方。补肾的一面，体现在能够强筋健骨；泻肾的一面，体现在能够清热消肿止痛。

当然，牛膝本来就是苦味兼甘味的中药，苦味能补肾，甘味能泻肾，所以牛膝既能补肝肾、强筋骨，又能利尿通淋、活血通经。从这一点上看，牛膝才是四妙丸的关键。

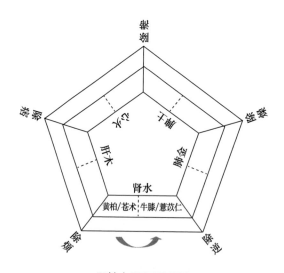

四妙丸配伍原理图

好，6个泻肾之方讲完了，希望大家能有所理解和体会，本节课就讲到这里。

第二十三讲

治血液病，就是治肾

前面给大家分别讲了补肾和泻肾的代表性方剂，本节课呢，我们给大家讲讲血液病中医治疗方的特点。这里说的血液病，其实就是指白血病、再生障碍性贫血、骨髓增生异常综合征、血小板减少症等原发于造血系统的疾病。

从现代医学角度来看，由于缺少特效的治疗药物，骨髓移植也只是适用于一部分患者，所以，血液病治疗的整体效果并不尽如人意。但是，中医药的对证治疗却常能展现出良好效果，所以，血液病也成为中医优势病种之一。

今天，我们就尝试分析一下，从汤液经法图角度看，血液病应该怎么治疗，血液病的治疗用药具有什么样的特点。

首先，我们从病因病机上分析一下血液病。

之前我们反复给大家说，汤液经法图是从五脏虚实角度认识疾病，从五味补泻角度治疗疾病。那么，血液病定位的是哪个脏腑呢？

很简单，血液病是原发于造血系统的疾病，而人体的造血系统在哪呢？对，在骨髓。中医传统理论认为，肾主骨生髓，所以，造血系统出了问题所导致的血液病，就隶属于肾水病证。

从临床表现上看，血液病经常会出现贫血、出血等异常表现，与"血"有关，而在《辅行诀》记载的各脏腑补泻汤的主治证中，只有小泻心汤、大泻心汤、小补心汤、大泻肾汤和大补肾汤这 5 个方子出现了与

"血"相关的出血或血虚概念。所以，从典型症状角度来看，心火病证和肾水病证与血液病有特殊关联。

心火病证和肾水病证我们之前都讲了，治疗原则是：泻心用苦，补心用咸，收心用酸；泻肾用甘，补肾用苦，润肾用咸。大家可能已经发现，苦味和咸味是心火病证和肾水病证治疗的共用药味，而且，泻心和补肾都用苦味。所以，从脏腑上看，血液病要关注肾水，从药味上看，血液病要关注苦味。苦味能清热，改善血热妄行的情况；苦味能补肾，缓解精血虚少的情况。所以，用苦味药，能一举两得。

从理论上看，血液病治疗方应以治肾为主，用药应以苦味为主，苦咸搭配。

那么，常见的治疗方是不是这样呢？我们来验证一下。通过搜索，我们在中国知网上找到3个血液病中医诊疗的专家共识，分别是白血病（原文限定为老年急性髓系白血病这个病种）、再生障碍性贫血（原文限定为成人重型和输血依赖的非重型再生障碍性贫血）和骨髓增生异常综合征的中西医结合诊疗专家共识。在这些专家意见中，都包含有相应疾病的中医药治疗推荐方。

接下来，我们用汤液经法图的思路来分析一下。

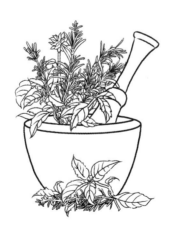

中药治疗

首先是白血病。

根据专家共识，白血病的中医辨证分型主要有邪盛正虚、邪热炽盛、痰瘀互结、气阴两虚和气血亏虚5类，各类的治疗方药分析如下。

（1）邪盛正虚证，以黄连解毒汤和当归补血汤为底方加减，推荐用药为黄连、黄芩、金银花、连翘、栀子、黄芪、麦冬、当归、玄参等。其中，黄连味苦，黄芩味苦，连翘味苦，栀子味苦，玄参味苦，金银花＋黄芪辛甘化苦，麦冬＋当归辛酸化甘。由此可知，此类方主导药味为苦味，兼有甘味。

（2）邪热炽盛证，以清瘟败毒饮为底方加减，推荐用药为石膏、知母、黄芩、栀子、水牛角、紫草、生地黄、牡丹皮、玄参等。其中，黄芩味苦，栀子味苦，水牛角味苦，紫草味苦，生地黄味苦，牡丹皮味苦，玄参味苦，石膏味酸，知母味咸。由此可知，此类方主导药味也是苦味，兼有咸、酸味。

（3）痰瘀互结证，以消瘰丸合膈下逐瘀汤为底方加减，推荐用药为浙贝母、玄参、牡蛎、半夏、丹参、赤芍、桃仁、三棱、莪术、半枝莲、龙葵等。其中，玄参味苦，丹参味苦，半枝莲味苦，龙葵味苦，浙贝母味咸，牡蛎味咸，半夏味辛，桃仁味辛，三棱味辛，莪术味辛，赤芍味酸。由此可知，此类方主导药味为苦、辛味，兼有咸、酸味。

（4）气阴两虚证，以生脉散或大补元煎为底方加减，推荐用药为麦冬、五味子、人参、山药、杜仲、熟地黄、当归、枸杞子、山茱萸、炙甘草等。其中，熟地黄味苦，杜仲味苦，当归＋人参辛甘化苦，麦冬味酸，五味子味酸，山茱萸味酸，枸杞子味甘，山药味甘，甘草味甘。由此可知，此类方主导药味为苦、酸味，兼有甘味。

（5）气血亏虚证，以八珍汤为底方加减，推荐用药为当归、川芎、芍药、熟地黄、人参、白术、茯苓、甘草等。其中，熟地黄味苦，白术味苦，当归＋人参辛甘化苦，川芎＋甘草辛甘化苦，芍药味酸，茯苓味甘。由此可知，此类方主导药味为苦味，兼有酸、甘味。

很显然，从整体上看，无论是哪一个证型，白血病的治疗用药似乎都以苦味为主导药味，兼有其他药味。只不过，有的证型苦味的占比高一些，有的证型苦味的占比低一些。

又或者可以这样说，白血病的核心证型就是心火实证合肾水虚证，治疗的核心就是用苦味。但随着其他兼夹症状的出现，或者根据不同患者的不同体质，就需要同时使用一些其他药味来辅助。

从肾水的角度看，主导药味是苦（补肾），辅助药味就是甘（泻肾）、咸（润肾）；从心火的角度看，主导药味是苦（泻心），辅助药味就是咸（补心）、酸（收心）。自此，咸、甘、酸、苦四味俱全。

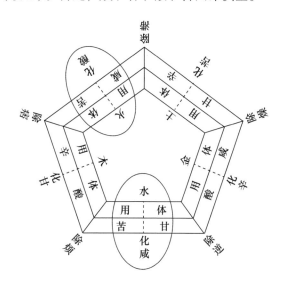

汤液经法图的心火和肾水区域

其次，是再生障碍性贫血。

再生障碍性贫血分为急性和慢性两类，我们先说急性再生障碍性贫血的治疗方。

急性再生障碍性贫血又分为温热型和虚寒型两类，其中，温热型的急性再生障碍性贫血的推荐治疗方为清营汤合六味地黄丸加减，方用水牛角30 g、生地黄15 g、玄参10 g、竹叶15 g、麦冬10 g、黄连10 g、金银花20 g、连翘10 g、蒲公英30 g、白茅根30 g、熟地黄15 g、山药10 g、山萸肉10 g、茯苓20 g、泽泻10 g、仙鹤草15 g、生甘草10 g、羚羊角粉3 g。

这个方子里面，水牛角味苦、咸，地黄（包括生地黄、熟地黄，下图同理）味苦，玄参味苦，竹叶味苦，黄连味苦，连翘味苦，金银花＋甘草辛甘化苦，蒲公英＋白茅根辛甘化苦，泽泻味咸，羚羊角味咸，余下为一些酸味药和甘味药。可以看出，这个方子的主导药味是苦味。

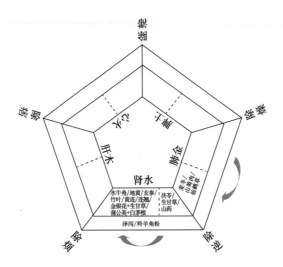

急性障碍性贫血（温热型）治疗方配伍原理图

虚寒型的急性再生障碍性贫血，推荐方为右归丸加减，方用熟地黄15 g、山药10 g、山萸肉10 g、枸杞子20 g、姜制杜仲10 g、鹿角胶6 g、制附子10 g、肉桂6 g、菟丝子15 g。

这个方子里面，熟地黄味苦，杜仲味苦、甘，附子＋鹿角胶辛甘化苦，肉桂＋枸杞子辛甘化苦，菟丝子＋山药辛甘化苦，余下的就是酸味补肺的山萸肉。或者说，其中的附子、肉桂和山萸肉组成了补肝为主、补泻兼施的治肝组合，通过补肝来增强补肾的作用。可以看出，整个方子的主导药味依然是苦味。

我们再来看看慢性再生障碍性贫血的治疗方。慢性再生障碍性贫血分为肾阴虚证、肾阳虚证、肾阴阳两虚证和血瘀证4个类别。其中，肾阴虚证以归芍地黄汤为底方加减，肾阳虚证以肾气丸为底方加减。前面讲过，这两个方子呢，都是以补肝肾为主的，准确地说，是苦味补肾为主，辛味补肝为辅。肾阴阳两虚证呢，则以左归丸合右归丸为底方加减。左归丸、右归丸都是以苦补肾、辛甘化苦补肾为主的治疗方，不再赘述。

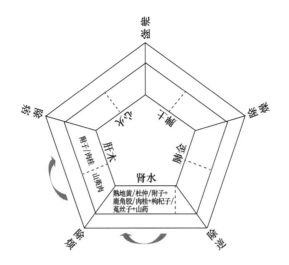

图中文字（由五角图各方位标注）：

收藏（上）
泻肝、除痰（右上）
泻肺（左上）
心火
肝木
附子/肉桂
山茱萸
肺金
肾水
熟地黄/杜仲/附子+
鹿角胶/肉桂+枸杞子/
菟丝子+山药
除道（右下）
培土（左下）

急性再生障碍性贫血（虚寒型）治疗方配伍原理图

接下来，是血瘀证。血瘀证以桃红四物汤为底方加减，推荐用药为当归、川芎、赤芍、生地黄、桃仁和红花。其中，当归味辛，川芎味辛，赤芍味酸，生地黄味苦，桃仁味辛，红花味辛。由此可知，这是一个以辛味为主导药味，兼有苦、酸味的治疗方。

所以，在再生障碍性贫血的治疗方中，除血瘀证的治疗方以辛味为主导药味之外，其余的急性期或慢性期的各种证型的治疗方，锚定的主要都是肾，主要治疗策略也都是以苦补肾。

最后，来看看骨髓增生异常综合征。

骨髓增生异常综合征，是一个最近这些年越来越常见的血液病，中医称之为"髓毒劳"，治疗时，主要分为3个类型，一个是气阴两虚合并毒瘀阻滞，一个是脾肾两虚合并毒瘀阻滞，还有一个是邪热炽盛合并毒瘀阻滞。这3种类型的治疗法则是：气阴两虚合并毒瘀阻滞，则益气养阴加解毒化瘀；脾肾两虚合并毒瘀阻滞，则健脾补肾加解毒化瘀；邪热炽盛合并毒瘀阻滞，则清热驱邪加解毒化瘀。很显然，解毒化瘀是骨髓增生异常综合征的关键治法，而承担这个关键治法的药方，是青黄散及其类方。

那么，我们就重点分析一下青黄散。

青黄散，由雄黄和青黛这两个毒性中药组成。首先，我们来确定一下雄黄和青黛的主导药味。

根据《中国药典》的记载，雄黄是一个毒性中药，含砷，主要成分为二硫化二砷，药性辛温，能够解毒杀虫、燥湿祛痰和截疟，用于痈肿疔疮、蛇虫咬伤、虫积腹痛、惊痫和疟疾。

关于雄黄的药味，可能不只是辛味这么简单。在《神农本草经》中，雄黄的药味为苦味。从法象药理上看，雄黄的颜色是深红色或橙红色，而红色属于心火。所以，《本草经疏》明确提及雄黄"应是辛苦温之药"，《中华本草》对于雄黄的药味标注也是辛、苦。

《辅行诀》范志良抄本，一方面对雄黄的描述是"水中土"，味苦，另一方面，又在小泻肝散和小泻脾散中以辛味药的身份用到雄黄。其中，小泻肝散的组方为硫黄、白矾和雄黄，其中硫黄和白矾为酸味，那么雄黄当为辛味，这样才能构成"二酸一辛"的配伍结构。小泻脾散的组方为阳起石、雄黄和石膏，其中阳起石为辛味，石膏为酸甘之味，那么雄黄当为辛味，这样才能构成"二辛一甘"的配伍格式。所以，从这些有所矛盾的记载来看，雄黄的药味的确是比较复杂的，有辛味，有苦味。

说完雄黄，再来看看青黛。

根据《中国药典》的记载，青黛是咸寒中药，归肝经，能够清热解毒、凉血消斑、泻火定惊，用于温毒发斑、血热吐衄、胸痛咳血、口疮痄腮、惊痫等。其实，从这些功能主治记载来看，这是一个标准的苦味泻心药。而且，从药物基原上看，青黛是马蓝、蓼蓝或菘蓝的茎叶经加工制成的粉末，与板蓝根（菘蓝的根）是同源的，而板蓝根是苦味药。所以，从基原和功效上看，将青黛定义为苦味药，应该是可以的。

那么，咸味呢？其实，青黛味咸与青黛归肝经，本身就是矛盾的。从汤液经法图角度看，咸味不入肝经，既不补肝，也不泻肝，也不缓肝，与肝经没关系。与肝经有关系的药味，是辛味、酸味和甘味。根据《中华本草》的记载，青黛的性味是"具草腥气，味微酸"，《本草蒙筌》记载其"泻肝，止暴注，消上膈痰火，驱时疫头痛"，《本草述》记载其主治中风、头风、胁痛、瘈疭、颤振、眩晕、咳嗽、久嗽、呕吐、舌衄、咳嗽血、癫疾。从这些资料看，青黛是与肝经相关的药味，说其药味是酸味可能比较合适。

实际上，我们可以直接从"青黛"这两个字上辨识出它的药性。青黛的"青"代表青色，代表肝木；"黛"代表黑色，代表肾水。青黛作为一种深蓝色，应该是介于青色与黑色之间的颜色。又或者说，青黛是青色与黑色兼具，是肝木与肾水兼具，是泻肝的酸味与补肾的苦味兼具。当然，苦味本身还可以泻心，清热。

到这里，我们重新定义了雄黄和青黛的药味。其中，雄黄味苦、辛，青黛味苦、酸，两者配伍后，苦苦入肾，辛酸入肝，肝肾同治，可用于骨髓增生异常综合征。从"以毒攻毒"的角度看，雄黄是毒性中药，药性峻烈，用于病情严重的骨髓增生异常综合征，也是药病相投的。

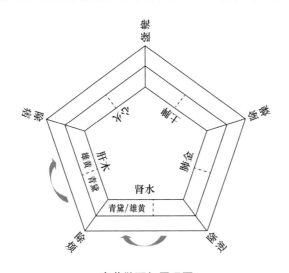

青黄散配伍原理图

通过对这些药物的五味补泻特点的分析，我们基本证实了之前的推测，血液病治疗的关键点在于肾水，组方的关键药味在于苦味。当然，病情复杂时，也需要考虑兼顾其他脏腑。

另外，既然明确了雄黄的苦辛之味，明确了雄黄解毒去腐的功效，我们可以大胆设想一下，其他脏腑相关的肿瘤，是不是也可以通过雄黄与酸味药、甘味药、辛味药或咸味药的配伍，来达到相应的治疗效果呢？或者，我们是否可以将现有的能够解毒、去腐、散结、消肿、消痰的毒性中药，从汤液经法图角度，按照药味应用于相应脏腑的肿瘤治疗呢？这些问题，留给大家思考。

本节课就讲到这里。

第二十四讲

浅谈《辅行诀》里的数字和术数

前面的课程，我们通过举例给大家讲了如何理解和运用汤液经法图，以及肝木虚实病证、心火虚实病证、脾土虚实病证、肺金虚实病证和肾水虚实病证的特点和治疗。那么，这节课呢，我们换个角度，给大家讲一讲汤液经法图里面的数字信息，当然也包括《辅行诀》里面的数字信息。

汤液经法图是收录于《辅行诀》这本书里的，《辅行诀》是学习汤液经法图的第一手资料。我们在前面讲过，如果想要确定一个方剂的作用特点，确定其是补某个脏腑还是泻某个脏腑，有一个办法就是，比较这个方剂的适应证与《辅行诀》中记载的各个大小补泻汤的适应证。

前面的课程里，我们多次应用这个方法，来确定例如桂枝汤、芍药甘草汤、理中丸、麻杏石甘汤、生脉散、六味地黄丸等方剂的补泻定位。我们在讲桂枝汤和芍药甘草汤的时候，提到了小补肝汤和小泻肝汤；在讲麻杏石甘汤和生脉散的时候，提到了小补肺汤和小泻肺汤。这节课呢，我们把这20首方子统一列出来，看看其中的规律，尤其是数字规律。

为什么是20首呢？因为各个脏腑都有小补汤、大补汤、小泻汤和大泻汤4类，肝、心、脾、肺、肾共5个脏腑，合起来就有20首方剂。

首先，让我们以小补肝汤、大补肝汤、小泻肝汤和大泻肝汤为例，来分析一下其中的数字信息。这4个方剂的组方如下。

小泻肝汤

芍药三两　　枳实三两　　生姜三两

大泻肝汤

芍药三两　　枳实三两　　生姜三两　　黄芩一两　　甘草一两　　大黄一两

小补肝汤

桂枝三两　　干姜三两　　五味子三两　　大枣十二枚

大补肝汤

桂枝三两　　干姜三两　　五味子三两　　大枣十二枚　　竹叶一两
代赭石一两　　旋覆花一两

在这些方剂里面有什么数字规律呢？我们来分析一下。

大泻肝汤的组方，包含了小泻肝汤的组方。小泻肝汤的组方用药，就是酸泻肝和辛补肝，都定位在肝木。但是，大泻肝汤的组方用药，除了定位在肝木的芍药、枳实、生姜，还有定位在肾水的黄芩、甘草和大黄，黄芩苦补肾，甘草甘泻肾，大黄咸润肾。

为什么大泻肝汤在治肝的同时，还需要治肾呢？对于此，很多学者都是从《难经》"母能令子虚，子能令母实"的角度来解释的，肝实就得虚之，要想使肝虚，就需要治肝木之母，即肾水。但是呢，《难经》里同样也有"虚则补其母，实则泻其子"的说法，似乎肝实时应当同时泻肝木之子，也即心火。所以，这两种协同治疗途径似乎可以视病情需要选择。

同时，小补肝汤和大补肝汤的组方规律也是类似的，大补肝汤包含小补肝汤，大补肝汤除了治肝，还能治肝木之子心火，所谓"子能令母实"。

明确了这些具体的内容，我们再跳出来，抽象地看看其中的数字信息和数字规律。

这里面有什么数字规律呢？

首先，最简单的，小泻肝汤是3味药，小补肝汤是4味药。3与4，一个是偶数，一个是奇数。大泻肝汤是 6 味药，大补肝汤是 7 味药。6 与 7，一个是奇数，一个是偶数。

看到这，大家想到了什么呢？对！想到了两句经典的话。一句来源于《伤寒杂病论》，即"发于阳者，七日愈；发于阴者，六日愈。以阳数七，阴数六故也"。还有一句来自《辅行诀》，该书在汤液经法图下标注的一句话，即"阳进为补，其数七；阴退为泻，其数六"。这两句话虽然记载在不同的书上，却表述着同一个思想，那就是阳数为七，阴数为六。

从这个角度看，因为补为阳，阳数为七，故大补肝汤由 7 味药组成；因为泻为阴，阴数为六，故大泻肝汤由 6 味药组成。所以，一个治疗方的组方用药数目，与治疗疾病是有相关性的。先不要管多么不可思议，请大家记住这个结论，未来我们可以深入研究探讨。

6 和 7 有了依据，那么，3 和 4 呢？

一般认为，奇偶与阴阳的关系是，奇数为阳数，偶数为阴数。但是，如果这样定义，就会出现悖论。我们来看，补为阳，3 为奇数为阳，小补肝汤应该只有 3 味药；泻为阴，4 为偶数为阴，小泻肝汤应该有 4 味药。但是实际上，恰恰相反。不止是小补肝汤和小泻肝汤，其他任何一个脏腑的小补汤和小泻汤，都是以 3 为泻，以 4 为补。

那么，这是为什么呢？

我觉得，有以下几种可能。其一，直接根据奇偶定阴阳的分析思路是错的，并不适用于所有情况。其二，《辅行诀》的小补肝汤和小泻肝汤的组方选药，没有遵循阴阳理论。其三，所有的《辅行诀》传抄本，把小补肝汤和小泻肝汤乃至其他各个脏腑的小补汤和小泻汤的组方，都抄错了。

大家觉得哪个是可能的原因呢？反正我觉得，第一种最有可能。

那么，如果奇数为阳数、偶数为阴数的思路不成立，那么还有什么其他思路吗？其实，大家都知道，华夏文化自古就重视数字，重视数学，因为作为一个农耕民族，我们需要用天文历法来指导生产生活，而天文历法的本质就是数学。只不过，华夏文化的数学，不是去拼数字大小的，也不是玩公式和等号的，那些都太虚了，都脱离了实际生产生活。我们讲究的，不是数字，而是术数，是直接与万事万物相联系的术数。

说到术数，就不能不提《河图》《洛书》。

关于《河图》《洛书》的研究很多，我也不是行家，就不赘述了。重点只有一个，《河图》《洛书》与《易经》一样，都是天文历法书。在《洛书》里面，有"天一生水，地六成之；地二生火，天七成之；天三生木，地八成之；地四生金，天九成之"。这句话的意思很复杂，但它至少表达了一种观点，也就是，一与六相连，二与七相连，三与八相连，四与九相连。

所以，我们考虑 3 与 4 的关系，其实就是考虑 8 与 9 的关系。之前讨论的 6 与 7，其实也是 1 与 2。只不过，6、7、8、9 都是成数，而 1、2、3、4 都是生数，成数 6、7、8、9 是生数 1、2、3、4 分别加上 5 之后而得，而 5 代表脾土，代表中枢。只有在中枢的运筹下，整个圆运动才能进行下去，万事万物才能表现出周期律。所以，有没有这种可能，既然人"秉天地之气生，四时之法成"，是一个已经"生成"的生命体，那作为治病救人的组方，显然得推动和维持人体的新陈代谢，推动和维持人体的圆运动，得靠中焦运化升清降浊来发挥作用，这种情况下，就必须要用 5，必须要用成数。

从成数 6、7、8、9 的角度看，6 和 8 为偶数，为阴数，为泻；7 和 9 为奇数，为阳数，为补。用 3 就是用 8，就是泻；用 4 就是用 9，就是补。

当然，这只是我们的一个猜测，还需要更多的证据来证明。但是不管怎样，从河图洛书角度去理解这个事，可能是一个正确的方向。

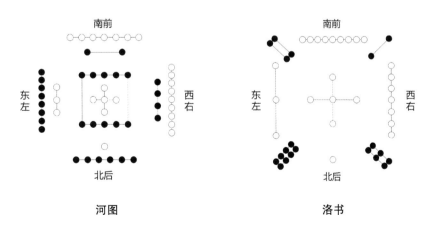

河图　　　　　　　　　　　　　　　洛书

刚才给大家讲了讲组方药味数目的数字规律。除此之外，各个方子在补味药和泻味药的使用上，也存在配比的固定规律。

还是以治肝四方为例。

第一，辛补肝，酸泻肝，甘缓肝，小泻肝汤用了 1 个辛味药，2 个酸味药，没有用甘味药，补泻配比为 1∶2，或者说，补泻调的配比为 1∶2∶0（即补味、泻味、调味的用药数目配比为 1∶2∶0）。小补肝汤用了 2 个辛味药，1 个酸味药和 1 个甘味药，补泻调的配比为 2∶1∶1。

推广到其他脏腑的小泻汤和小补汤，都是一样的规律。

第二，大泻肝汤在小泻肝汤基础上，增加了苦补肾、甘泻肾和咸润肾的中药各 1 个，使得补泻调的配比从 1∶2∶0 变成 2∶3∶1。大补肝汤的情况复杂一些，不同手抄本的内容不一样，药味比例也不一样。范志良抄本增加的是苦味药 2 个（竹叶，代赭石），咸味药 1 个（旋覆花）。衣之镖等人的抄本认为此处增加的应是咸味药 2 个（旋覆花，牡丹皮），苦味药 1 个（竹叶）。还有的抄本写的是竹叶（苦）当为葶苈子（咸）。我们认为传抄过程中可能出现错误，但补泻比例应不会变，以此构成逻辑的严密性，故大补肝汤增加的是 2 个咸味药和 1 个苦味药。如此一来，补泻调的比例应为 4∶2∶1。

推广到其他脏腑的大泻汤和大补汤，也都是一样的规律。

所以我们说，各脏腑的大小补泻诸汤，在选药上，在药味数目的配比上，都是有固定规律的。从补泻调的配比来看，小补汤都是 2∶1∶1，小泻汤都是 1∶2∶0，大补汤都是 4∶2∶1，大泻汤都是 2∶3∶1。

当然，这只是各脏腑补泻兼施用药的标准配比模式，不是一成不变的，如果想单纯地补、单纯地泻、单纯地调，或者补与调合，或者泻与调合，其实都是可以的。只是需要保证主要的治疗方向与主导药味一致。

比方说，想要补肝，用 1 个辛味药就可以，用 3 个辛味药也可以，用五味配伍转化还可以，这需要根据患者个体化的病证特殊性和中药的功效特殊性来确定。只要是确保患者为肝虚病证，并且采取了以补肝为主的治则治法，那么临床就应该是有效的。

说完了用药数目的配比，我们再来看看用量。

俗话说，不传之秘在于量，这句话一点不假。但是，如果从汤液经法图角度看，并不是所有组方对用量的要求都这么高。例如，面对一个由5个甘味药组成的补脾方，哪个药多一点，哪个药少一点，一般都不会改变整个方子的主导功效。那么，什么样的组方对药物用量的要求高呢？对，就是补泻兼施的组方。

在一个补泻兼施，既有辛味补肝药，又有酸味泻肝药的方子中，药物用量就非常重要了。如果辛味补肝药的用量大，则全方表现出的就是补肝为主的效果；如果酸味泻肝药的用量大，则全方表现出的就是泻肝为主的效果。这可是或补或泻的区别，差异可大了去了。

当然，还有一种情况，就是在多脏腑定位的治疗方中，一部分药侧重于此脏腑，一部分药侧重于彼脏腑，哪部分的用量大，全方的侧重点就会倒向哪部分，这是很容易理解的道理。例如，现在的小柴胡汤的组方与大阴旦汤相比，缺了芍药，而芍药又是整个方中唯一的酸味药，所以，本来同时作用于脾土和肺金的大阴旦汤，减掉芍药成为小柴胡汤之后，整个作用方向就倒向了脾土。

再比如说，桂枝汤变成小建中汤之后，由于增加了芍药的用量，使得补肝的辛味与泻肝的酸味几乎均衡，于是发生了等量的辛酸化甘，弱化了桂枝汤辛味解表的作用，而强化了小建中汤甘味补中的作用。我们之前也给大家举过这个例子。这才叫真正的组方加减，瞧瞧人家遣方用药的精准度！

那么，汤液经法图的初学者应该怎样把握药物用量呢？

其实，答案也很简单，就是可以先"调数不调量"，用药都用等量或者常用量，通过中药数目的调节来达到不同的补泻效果。例如，在小泻肝汤的组方中，枳实、芍药和生姜是等量的，但由于酸味药用了2个，辛味药只用了1个，所以依然是以酸味泻肝为主。"调数不调量"的理论依据即在于此。再如，大泻肝汤在小泻肝汤基础上增加的治肾水的3个中药，苦味药黄芩、甘味药甘草和咸味药大黄，也是等量的，并且，这3个治肾水的中药，用量都是治肝木的那3个中药的1/3，比治肝木中药的用量要小。这就是有主有次，主次分明，这才是用量大小的意义。这些内容，都是值得我们进一步深入研究的。

推广到其他脏腑的大小补泻诸汤，也都是一样的规律。

以上就是我们从《辅行诀》所收录的汤液经法图和大小补泻诸方的分析中看到的数字规律，希望大家能够理解。这方面的困惑和疑问还很多，还需要深入研究，我们也只是抛砖引玉。

本节课的最后，我们把这 20 首大小补泻诸方，填在汤液经法图里，以便于大家学习。需要说明的是，我们依据的是 1965 年范志良抄本《辅行诀》，其中所载大补肝汤、小补心汤、大补心汤似乎错把苦味药代赭石当成咸味药来用，为了保证逻辑的连贯性，我们用"咸味药"3 个字对其做了替换。

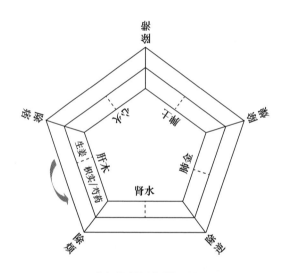

小泻肝汤配伍原理图

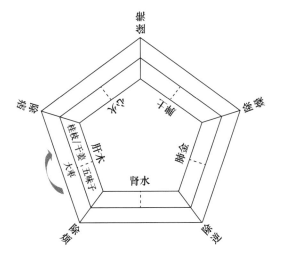

小补肝汤配伍原理图

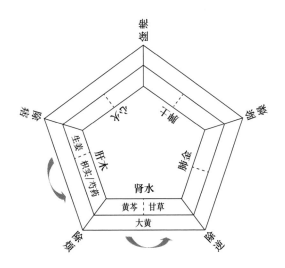

大泻肝汤配伍原理图

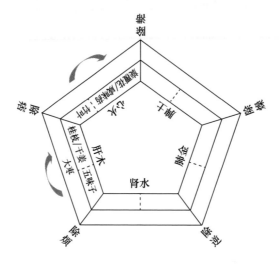

大补肝汤配伍原理图

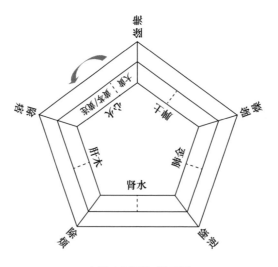

小泻心汤配伍原理图

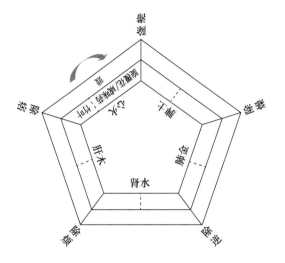

小补心汤配伍原理图

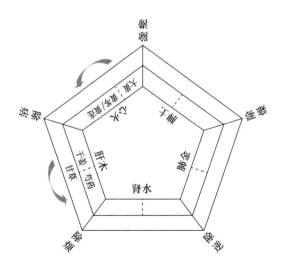

大泻心汤配伍原理图

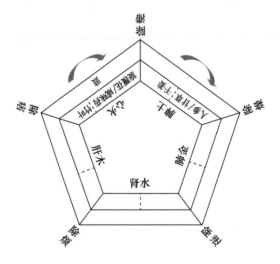

大补心汤配伍原理图

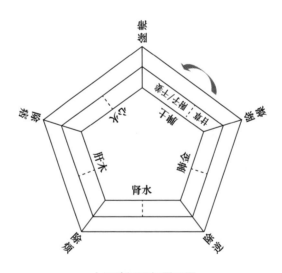

小泻脾汤配伍原理图

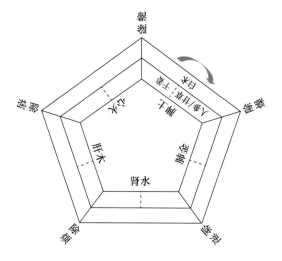

小补脾汤配伍原理图

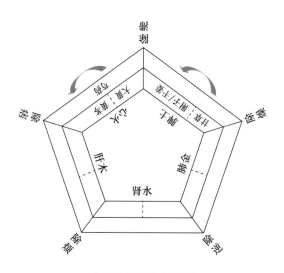

大泻脾汤配伍原理图

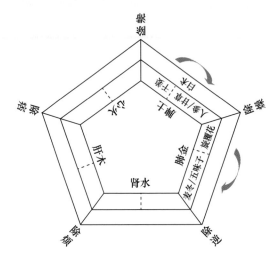

大补脾汤配伍原理图

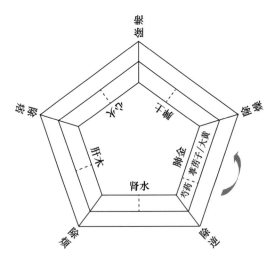

小泻肺汤配伍原理图

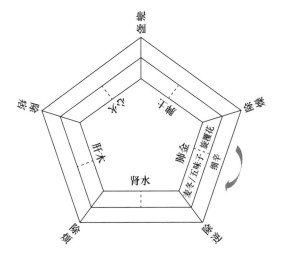

小补肺汤配伍原理图

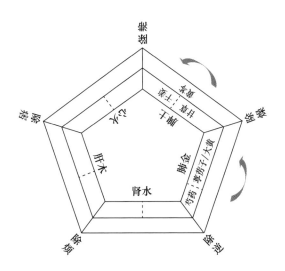

大泻肺汤配伍原理图

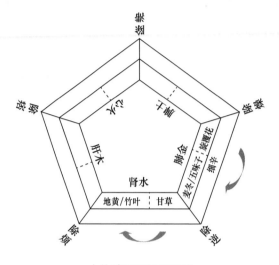

大补肺汤配伍原理图

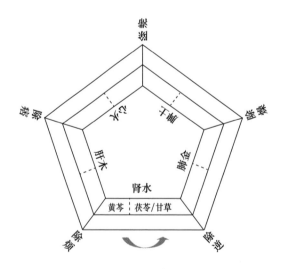

小泻肾汤配伍原理图

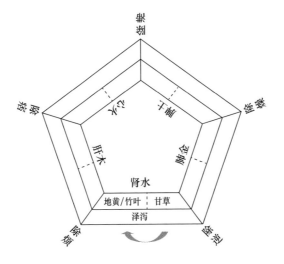

小补肾汤配伍原理图

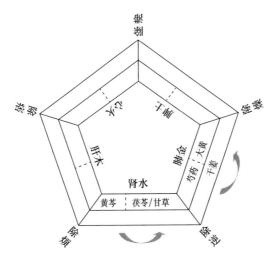

大泻肾汤配伍原理图

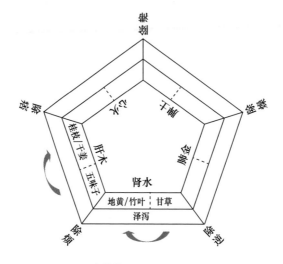

大补肾汤配伍原理图

第二十五讲

一些有待深入研究的问题

到本节课为止，我们已经把汤液经法图的基本概念讲清楚了，比如它是什么，怎么用它认识疾病，怎么用它治疗疾病，怎么用它组方配伍等。对其中的一些重要概念，包括补泻兼施、定位单一脏腑还是多脏腑、子能令母实、中药的五行属性、五味配伍转化关系，以及一些术数痕迹等，也都做了相应的介绍。最关键的是，我们对数十个常用的、经典方剂的组方配伍机制，从汤液经法图角度进行了详细的解析。这些内容，都在前面的24节课程里，以肝木→心火→脾土→肺金→肾水的顺序为主线，穿插着讲完了。

那么，这节课我们就来聊一些目前还不清楚的、有待深入研究的问题。

第一，汤液经法图只是一张原理图，如果要在临床使用这张原理图，必须要把现有疾病、现有证型填进去，找到疾病的定位，同时还要把现有中药填进去，找到药物的定位。这样才能够去评价药证是否相符、药病是否相投。

目前，我们只能以《辅行诀》中收录的20首大小补泻诸汤为桥梁，参考它们的适应证，对未知的病证进行定位。我们也只能参考《辅行诀》收录的二十五味药精的特点，参考它们的功效药理和法象药理，对未知的中药进行定位。

当然，就中药的五行属性定位这个问题，我们已经对二十五味药精的五行属性进行了关联性研究，初步发现了其与现有中药药性理论的关系。我们在解读具体方剂的配伍原理时，也会给一些不在二十五味药精里的中药定主导药味，例如将麻黄定为辛味属木，石膏定为酸味属金，栀子定为苦味属水，黄芪定为甘味属土，葶苈子定为咸味属火。这些中药的药味和五行属性的确定，一方面依据的是功效药理，具体来说，就是与二十五味药精的中药功效相比较；另一方面依据的是法象药理，即药材基原的生长环境，药材的颜色，药材的性状，药材的真实味道等，也就是所谓的"形色气味质"。当然，历代本草的记载，《中华本草》的记述，都是我们需要综合考虑的。

这些中药的五行属性所派生出来的主导药味，有些与《中国药典》的记载相同，有些则不同。出现这种情况的原因，其实就是在中药药性传承的过程中，有些内容被很好地保存下来，而有些内容则更多的是后世医家的认识。容易直观理解的内容，传承得就比较好。不容易直观理解的内容，或者被后来一些其他理论或思维惯性替代的内容，传承得就不好。

例如，《辅行诀》中记载大黄是一个咸味药，入肺泻肺的咸味药，具有清热泻火通便的作用。实际上，大黄饮片的味道并不那么苦。但是呢，由于大家逐渐形成了寒性中药清热泻火的思维惯性，而苦味能燥能泻，所以，大黄就被定义为苦寒的中药，而三黄泻心汤的配伍原理，也自然成了苦寒三药的联用。直到看了《辅行诀》的小泻心汤，我们才发现，其实黄连和黄芩是苦寒的，而大黄是咸寒的，二苦一咸才是泻心的标配。同样，也正因为大黄是咸味的，所以，通便泻肺是大黄的作用，而不是黄连和黄芩的作用。

所以，大黄有可能原本就是一个咸味药，但经过几千年的传承后，逐渐变成了现在的苦味药。有没有这种可能性呢？我们认为是有的。

所以我们在第一讲就和大家强调，在学习理解汤液经法图之前，要破旧立新，要把自己变成一张白纸，要保持批判思考的态度。

好，言归正传。关于中药五行五味属性的问题，其实还有很多。

其一，在汤液经法图中，每一个药味都能入三个脏腑。例如，辛味既能补肝，又能泻脾，又能散肺。那么，这是否意味着每一个辛味药都具有补肝、泻脾和散肺的作用呢？还是说，不同的辛味中药，具有不同的作用特点，有些只能补肝，有些只能泻脾，而有些则可以兼顾补肝和泻脾呢？显然，后一种情况更符合逻辑，也能够体现不同辛味药的不同功效特点，能够解释为什么在临床上，只有加了这个中药才有比较好的疗效。

我们之前讲过，辛味药麻黄既能补肝又能散肺，而其解表散寒的作用就是补肝的体现，宣肺平喘的作用就是散肺的体现。但是，麻黄很少用于呕吐、下利和痞满，所以，麻黄应该不具有辛味泻脾的作用。

所以，仅仅明确了一个中药的主导药味依然是不够的，我们还需要明确它的作用特点，明确它是作用于单一脏腑，还是兼顾两个脏腑，还是兼顾三个脏腑。关于兼顾三个脏腑，我们给大家举一个例子，甘草。甘草作为甘味药，既能补脾，也能泻肾，也能缓肝。补脾自不必说，泻肾和缓肝呢，其实也很好求证。现代医学认为，甘草能够造成水钠潴留，导致假性醛固酮增多症，这绝对是肾的问题。甘草的提取物甘草酸苷是一个保肝药，能够用于慢性肝病。

这里其实还隐藏着一个问题，甘草能够补脾土、泻肾水和缓肝木，那么，这是不是意味着，甘草不能直接用于心火和肺金疾病的治疗呢？或者说，只要通过五味配伍转化，辛甘化苦和苦甘化咸，甘草就能用于心火和肺金疾病的治疗呢？当然，这些都是假设，对不对还需要研究。

其二，五味只有 5 种，而现实使用的中药却有很多，那么，相同药味的不同中药，区别在哪里呢？目前来看，一方面，主导药味相同，兼有药味不相同，五行互含属性不同，则中药的功效特点不同。这一点我们在前面的讲课中提到过，可以与现有中药的寒热之气和功能之用相联系，从四气和功效出发定区别。例如，大黄与肉苁蓉都是咸味药，都能够泻肺通便，但是大黄为寒性，适用于热性便秘，而肉苁蓉为温性，适用于寒性便秘。

但是，另一方面，就相同的这个主导药味来说，是不是也有作用强度的差异呢？

比方说，甘草味甘补脾，人参味甘补脾，黄芪味甘补脾，那么，这 3 个甘味药在补脾的时候，是否有作用强度的差异呢？哪些情况下可以互相替代使用，哪些情况下不能互相替代使用呢？人参作为土中土，是不是补土的作用更为纯正呢？诸如此类问题，都还需要进一步研究。

从哲学概念上看，在汤液经法图的学习理解和运用过程中，共性与个性的辩证统一问题，可能是经常会遇到的问题。

大家可以看看，这里面有多少问题，需要怎么研究。其他诸如五行属性的本质是什么，五味互含（主导药味和兼有药味）怎么判定，五味配伍化合关系的数学内涵怎么表述等，也都需要探索。只有搞清楚了这些内容，我们才算是为汤液经法图的临床实践打下了一个比较好的基础。

第二，汤液经法图只是一张原理图，这张原理图的运用，各脏腑补泻治疗的组方原则，在《辅行诀》中有一定的模式，但这不一定是唯一模式，或者说，这一定不是唯一模式。

例如，就补肝木的治疗组方而言，《辅行诀》的模式以小补肝汤为代表，小补肝汤由4味药组成，2个辛味药（桂枝、干姜）补肝木，1个酸味药（五味子）泻肝木，1个甘味药（大枣）缓肝木。但是，张仲景就没有采用这种模式，而是采取了增加甘味药的做法。例如《伤寒杂病论》里面的桂枝汤，用2个辛味药（桂枝、生姜）补肝木，1个酸味药（芍药）泻肝木，2个甘味药（甘草、大枣）缓肝木。还有组方更为复杂的葛根汤，用3个辛味药（麻黄、桂枝、生姜）补肝木，1个酸味药（芍药）泻肝木，3个甘味药（葛根、甘草、大枣）缓肝木。

到了《太平惠民和剂局方》的川芎茶调散，补肝木的组方思路又不一样了，直接弃用酸味药，而大量使用辛味药，采用的是"七辛一甘"组方，7个补肝木的辛味药分别是川芎、荆芥、白芷、羌活、细辛、防风和薄荷，1个缓肝木的甘味药是甘草。这个方子就比较刚烈了，没有补泻兼施的余地，只有一个作用方向，即疏风散寒止痛。当时我们还说，对于这种风邪头痛的病证，加上一个酸味药芍药，其实一点问题也没有，主导方向不会变，还能增强解痉止痛的效果。

所以，在汤液经法图指导下的组方配伍，经方有经方的原则，时方有时方的灵活，关键是锚定的脏腑和主导的药味。

除了上面这些问题，汤液经法图的现代科学研究也是不可缺少的一部分。

我们可以采用化学、生物化学、药理学、病理学、数学和信息学等现代科学的手段和技术，来阐释汤液经法图的科学实质，使汤液经法图的临床应用更便捷。其实，我们前期已经采用数学建模的方法，开展了一部分研究尝试，取得了一些可喜的成果。

当然，大家需要注意，从传承创新的角度看，传承是基础，创新是提高，没有基础就无所谓提高。所以，完整传承是第一步，科学创新是第二步，希望未来的汤液经法图的研究者们能谨记。

在完整传承的基础上，除了科学创新，还要有临床实践应用。所以，未来的一项重要工作，就是在真实的临床诊疗活动中，开展汤液经法图理论实践体系的应用工作。这项应用工作的实际落地方式有很多，可以是一个回顾性的病例分析，一项基于病例对照研究的临床试验，也可以是针对临床医师的继续教育，通过继续教育改变临床医师的处方思维和用药加减的习惯，还可以是开发一套五味配伍组合的运算系统，计算中药处方的五脏补泻定位特点。诸如此类，都是可以的。

理论来源于实践，实践是检验真理的唯一标准。只有在临床诊疗实践活动中检验过的汤液经法图中医组方配伍理论，才是真正有价值的。所以，临床实践工作非常重要，只不过，在进行临床实践之前，我们需要先完整还原这个理论实践体系，梳理我们已知的和未知的知识，而这个系列课程的目的，就是帮助大家还原和梳理相关知识体系。

希望看到这本书的朋友，无论是医院和诊所的医生，还是在校的学生，还是科研工作者，还是普通的中医药爱好者，都能自觉自愿地投身到汤液经法图体系的推广践行中来。

正如《道德经》所言："上士闻道，勤而行之；中士闻道，若存若亡；下士闻道，大笑之，不笑不足以为道。"

此致。

主要参考文献

［1］张大昌，钱超尘.《辅行诀五脏用药法要》传承集［M］. 北京：学苑出版社，2008.

［2］王雪苔.《辅行诀脏腑用药法要》校注考证［M］. 北京：人民军医出版社，2009.

［3］王付，张大伟，吴建红. 方剂学［M］. 2版. 北京：中国中医药出版社，2012.

［4］尚志钧. 神农本草经校注［M］. 北京：学苑出版社，2008.

［5］国家药典委员会. 中华人民共和国药典：2015年版. 一部［S］. 北京：中国医药科技出版社，2015.

［6］南京中医药大学. 中药大辞典［M］. 2版. 上海：上海科学技术出版社，2006.

［7］张大昌. 张大昌医论医案集［M］. 北京：学苑出版社，2008.

［8］黄兆胜. 中药学［M］. 北京：人民卫生出版社，2002.

［9］金锐. 小金药师说药事［M］. 西安：西安交通大学出版社，2017.

［10］金锐，张冰. 中成药处方点评的理论与实践［M］. 北京：人民卫生出版社，2018.

［11］衣之镖. 辅行诀五脏用药法要药性探真［M］. 北京：学苑出版社，2013.

［12］李飞. 方剂学［M］. 北京：人民卫生出版社，2002.

［13］国家卫生健康委办公厅，国家中医药管理局办公室. 新型冠状病毒感染的肺炎诊疗方案（试行第五版）［EB/OL］.［2020－2－4］. http：//www. nhc. gov. cn/yzygj/s7653p/202002/3b09b894ac9b4204a79db5b8912d4440/files/7260301a393845fc87fcf6dd52965ecb. pdf

［14］国家卫生健康委员会，国家中医药管理局. 关于推荐在中西医结合救治新型冠状病毒感染的肺炎中使用"清肺排毒汤"的通知［EB/OL］. 2020－2－7. http：//yzs. satcm. gov. cn/zhengcewenjian/2020－02－07/12876. html

［15］国家卫生健康委办公厅，国家中医药管理局办公室. 新型冠状病毒肺炎诊疗方案（试行第七版）［EB/OL］.［2020－3－3］. http：//www. nhc. gov. cn/yzygj/s7653p/202003/46c9294a7dfe4cef80dc7f5912eb1989/files/ce3e6945832a438eaae415350a8ce964. pdf

［16］钱超尘.《辅行诀》引用仲景方剂考［J］. 西部中医药，2012，25（11）：46－50.

［17］金锐，韩晟. "汤液经法图"系列研究之四：五味化合规律的数理分析［J］. 世界科学技术—中医药现代化，2021，23（4）：1036－1041.

［18］王宇光，金锐. "汤液经法图"系列研究之三：25味药精五行属性内涵的探索性研究［J］. 世界科学技术—中医药现代化，2021，23（2）：385－390.

［19］金锐. "汤液经法图"系列研究之二：基于五味补泻理论的10首经方配伍原理解

析［J］. 世界科学技术—中医药现代化，2020，22（8）：2961－2968.

［20］金锐."汤液经法图"系列研究之一：汤液经法图的来历、内容与应用［J］. 世界科学技术—中医药现代化，2020，22（8）：2954－2960.

［21］金锐，王宇光. 从汤液经法图解析清肺排毒汤的配伍和功效［J］. 中医学报，2020，35（12）：2487－2493.

［22］金锐，王宇光. 基于"汤液经法图"的新型冠状病毒肺炎临床各期中药治疗复方的配伍原理及加减原则研究［J］. 中南药学，2020，18（3）：340－344.

［23］金锐，赵茜，张冰."三要素"理念下药性实质的数学探索［J］. 中国中药杂志，2014，39（20）：4060－4064.

［24］金锐，张冰. 中药药性理论复杂性特征分析［J］. 中国中药杂志，2012，37（21）：3340－3343.

［25］北京市卫健委社区处方点评工作组，北京中医药学会临床药学专业委员会青年委员组，北京中医药大学中药药物警戒与合理用药研究中心. 北京地区基层医疗机构中成药处方点评共识报告（2018版）［J］. 中国医院药学杂志，2018，38（18）：1877－1887，1892.

［26］马廷刚. 中药归经理论本质及现代研究与应用［J］. 吉林中医药，2009，29（1）：65－69.

［27］常惟智. 中药五味药性理论疑难辨析［J］. 辽宁中医杂志，2010，37（1）：42－43.

［28］徐树楠，支政，于丽，等. 中药归经学说的形成与发展［J］. 辽宁中医杂志，2010，37（8）：1488－1489.

［29］王淑民.《辅行诀脏腑用药法要》与《汤液经法》《伤寒杂病论》三书方剂关系的探讨［J］. 中医杂志，1998，39（11）：694－696.

［30］徐浩，张卫华，杨殿兴，等.《辅行诀》五脏病症方组方法则探微——经方配伍法则的新发现［J］. 江西中医学院学报，2005，17（4）：63－67.

［31］吴新明，刘洋，李菲，等.《辅行诀》体、用、化味理论研究［J］. 中国中医基础医学杂志，2011，17（4）：351－352，354.

［32］张蕾，严广乐. 近年中医学阴阳五行学说定量模型研究［J］. 中医学报，2010，25（3）：445－447.

［33］房庆祥，王巍. 中医五行学说思维模型研究［J］. 大学数学，2011，27（6）：100－104.

［34］乔有成. 拓扑与图论的原始数学模型［J］. 鞍山师范学院学报，1994（3）：72－73.

［35］王发红，刘锡杰，林元益."一笔画"数学理论在创口或瘢痕类损伤法医学鉴定中的运用［J］. 海峡科学，2017（11）：16，19.

［36］管梅谷. 关于中国邮递员问题研究和发展的历史回顾［J］. 运筹学学报，2015，19（3）：1－7.

［37］2015 中医药行业科研专项再生障碍性贫血项目专家组. 成人重型和输血依赖的非重型再生障碍性贫血中西医结合诊疗专家共识［J］. 中华中医药杂志，2021，36（3）：1513－1521.

［38］李柳，麻柔. 含砷古方青黄散治疗恶性血液系统疾病［J］. 医学研究杂志，2019，48（12）：1－3.

［39］中国中西医结合学会血液学专业委员会. 老年急性髓系白血病（非急性早幼粒细胞白血病）中西医结合诊疗专家共识［J］. 中国中西医结合杂志，2019，39（4）：405－411.

［40］中国中西医结合学会血液学专业委员会骨髓增生异常综合征专家委员会. 骨髓增生异常综合征中西医结合诊疗专家共识（2018 年）［J］. 中国中西医结合杂志，2018，38（8）：914－920.

附: 方剂检索表

序号	方名	组方	功效主治	配伍结构	五脏补泻特点	章节
1	八正散	车前子、瞿麦、萹蓄、滑石、栀子、甘草、木通、大黄各一斤	清热泻火，利水通淋。用于湿热淋证，症见尿频尿急、淋沥不尽、小腹急满甚则癃闭不通	六甘一苦一咸	泻肾为主，补泻兼施	第二十二讲
2	三黄泻心汤	大黄二两、黄连一两、黄芩一两	清热泻火止血。用于吐血衄血、牙龈肿痛、口舌生疮、胸中郁热	二苦一咸	泻心为主，补泻兼施	第七讲
3	大阳旦汤	黄芪五两、人参三两、桂枝三两、生姜三两、甘草二两、芍药六两、大枣十二枚、饴一升	治凡病汗出不止，气息惙惙，身劳力怯，恶风凉，腹中拘急，不欲饮食	五甘二辛一酸	肝脾同补，补泻兼施	第十五讲
4	大阴旦汤	柴胡八两、人参三两、黄芩三两、生姜三两、甘草二两、芍药四两、大枣十二枚、半夏一升	治凡病头目眩晕、咽中干、每喜干呕、食不下、心中烦满、胸胁支满、往来寒热	三甘二辛二酸一苦，或二酸二辛二咸（苦甘化咸）二甘，或七甘（辛酸化甘）一苦	肺脾同补，补泻兼施	第十四讲
5	大补心汤	代赭石（?）、旋覆花、竹叶各三两、豉、人参、甘草、干姜各一两	治心中虚烦、懊憹不安、怔忡如车马惊、饮食无味、干呕气噫	二咸一苦一酸二甘一辛	补心补脾，补泻兼施	第二十四讲
6	大补肝汤	桂枝、干姜、五味子各三两，大枣十二枚，旋覆花、代赭石、竹叶各一两	治肝气虚，其人恐惧不安，气自少腹上冲咽，呃声不止、头目苦眩、不能坐起、汗出心悸、干呕不能食	二辛一酸一甘二咸二苦	补肝补心，补泻兼施	第二十四讲
7	大补肾汤	地黄、竹叶、甘草各三两，泽泻、桂枝、干姜、五味子各一两	治精血虚少、骨痿腰痛、不可行走、虚热冲逆、头目眩、小便不利	二苦一甘一咸二辛二酸	补肾补肝，补泻兼施	第二十四讲

序号	方名	组方	功效主治	配伍结构	五脏补泻特点	章节
8	大补肺汤	麦冬、五味子、旋覆花各三两，细辛、地黄、竹叶、甘草各一两	治烦热汗出、少气不足息、口干、耳聋	二酸一咸一辛二苦一甘	补肺补肾，补泻兼施	第二十四讲
9	大补脾汤	人参、甘草、干姜各三两，白术、麦冬、五味子、旋覆花各一两	治脾气大疲、饮食不化、呕吐下利、其人枯瘦如柴、立不可动转、口中苦干渴、汗出、气急	二甘一辛一苦二酸一咸	补脾补肺，补泻兼施	第二十四讲
10	大泻心汤	黄连、黄芩、大黄各三两，芍药、干姜、甘草各一两	治心中怔忡不安、胸膺痞满、口中苦、舌上生疮、面赤如新妆、吐血、衄血、下血	二苦一咸一酸一辛一甘	泻心泻肝，补泻兼施	第二十四讲
11	大泻肝汤	枳实、芍药、生姜各三两，黄芩、大黄、甘草各一两	治头痛、目赤、多恚怒、胁下支满而痛、痛连少腹迫急无奈	二酸一辛一苦一咸一甘	泻肝泻肾，补泻兼施	第六、二十四讲
12	大泻肾汤	茯苓、甘草、黄芩各三两，大黄、芍药、干姜各一两	治小便赤少、时溺血、少腹迫满而痛，腰痛如折、耳鸣	二甘一苦一咸一酸一辛	泻肾泻肺，补泻兼施	第二十四讲
13	大泻肺汤	葶苈子、大黄、芍药各三两，甘草、黄芩、干姜各一两	治胸中有痰涎、喘不得卧、大小便闭、身面肿、迫满欲得气利	二咸一酸一甘一苦一辛	泻肺泻脾，补泻兼施	第二十四讲
14	大泻脾汤	附子、干姜、甘草各三两，黄芩、大黄、芍药各一两	治腹中胀满、干呕、不能食、欲利不得或下利不止	二辛一甘一苦一咸一酸	泻脾泻心，补泻兼施	第二十四讲
15	大承气汤	大黄四两，厚朴半斤，枳实五枚，芒硝三合	峻下热结。用于阳明腑实证，症见大便不通、脘腹痞满、烦躁谵语，以及热厥证	三咸一酸	泻肺为主，补泻兼施	第二十讲

序号	方名	组方	功效主治	配伍结构	五脏补泻特点	章节
16	大陷胸丸	大黄半斤、葶苈子半升、芒硝半升、杏仁半升、甘遂一钱匕、白蜜二合	逐水破结。用于热饮结胸轻证，症见胸膈疼痛、短气烦躁、心中懊恼、汗出	二咸一苦二甘，或五咸（苦甘化咸）一甘	泻肺兼泻肾	第二十讲
17	大陷胸汤	大黄六两、芒硝一升、甘遂一钱匕	泻热逐水。用于热饮结胸证，症见胸膈疼痛不可近、心中懊恼、烦躁、短气汗出	二咸一甘	泻肺兼泻肾	第二十讲
18	大黄附子汤	大黄三两、附子三枚、细辛二两	温阳散寒通便。用于寒积阻滞证，症见腹痛便秘、手足不温、腰酸腿软	一咸二辛	泻肺	第二十讲
19	川芎茶调散	川芎四两、荆芥四两、白芷二两、羌活二两、甘草二两、细辛一两、防风一两半、薄荷八两	疏风止痛。用于偏正头痛、巅顶头痛、发热恶寒、头晕目眩、鼻塞	七辛一甘	补肝	第三讲
20	小半夏汤	半夏一升、生姜半斤	化痰散饮，和胃降逆。用于痰饮呕吐	二辛	泻脾	第五讲
21	小朱鸟汤	鸡子黄二枚、阿胶三锭、黄连四两、黄芩二两、芍药二两	治天行热病、心气不足、内生烦热、坐卧不安、时下利纯血如鸡鸭肝	二苦二甘一酸，或四咸（苦甘化咸）一酸	补心	第九讲
22	小阳旦汤	桂枝三两、芍药三两、生姜二两、甘草二两、大枣十二枚	治天行发热、自汗出而恶风、鼻鸣干呕	二辛二甘一酸	补肝为主，补泻兼施	第十二讲
23	小补心汤	代赭石（？）、旋覆花、竹叶各二两，豉一两	治血虚气少、心中动悸、时悲泣、烦躁、汗出、气噫	二咸一苦一酸	补心为主，补泻兼施	第二十四讲
24	小补肝汤	桂枝、干姜、五味子各三两，大枣十二枚	治心中恐疑、时多恶梦、气上冲心、越汗出、头目眩晕	二辛一酸一甘	补肝为主，补泻兼施	第二十四讲

序号	方名	组方	功效主治	配伍结构	五脏补泻特点	章节
25	小补肾汤	地黄、竹叶、甘草各三两、泽泻一两	治虚劳失精、腰痛、骨蒸羸瘦、小便不利	二苦一甘一咸	补肾为主，补泻兼施	第二十四讲
26	小补肺汤	麦冬、五味子、旋覆花各三两，细辛一两	治烦热汗出、口渴、少气不足息、胸中痛	二酸一咸一辛	补肺为主，补泻兼施	第十七、二十四讲
27	小补脾汤	人参三两、甘草三两、生姜三两、白术一两	治饮食不化、食自吐利、吐利已则心中苦饥，或心下痞满、无力身重、足痿、善转筋	二甘一辛一苦	补脾为主，补泻兼施	第十二、二十四讲
28	小泻心汤	黄连、黄芩、大黄各三两	治心气不足、吐血衄血、心中跳动不安	二苦一咸	泻心为主，补泻兼施	第九、十二、二十四讲
29	小泻肝汤	枳实、芍药、生姜各三两	治肝实、两胁下痛、痛引少腹迫急、时干呕	二酸一辛	泻肝为主，补泻兼施	第六、二十四讲
30	小泻肾汤	茯苓、甘草、黄芩各三两	治小便赤少、少腹满、时足胫肿	二甘一苦	泻肾为主，补泻兼施	第二十四讲
31	小泻肺汤	葶苈子、大黄、芍药各三两	治咳喘上气、胸中迫满、不可卧	二咸一酸	泻肺为主，补泻兼施	第十七、二十四讲
32	小泻脾汤	附子一枚、干姜三两、甘草三两	治脾气实、下利清谷、里寒外热、腹冷脉微	二辛一甘	泻脾为主，补泻兼施	第十二、二十四讲
33	小承气汤	大黄四两、厚朴二两、枳实三枚	泻热通便，润燥软坚。用于阳明热结轻证，症见潮热汗出、脘腹满痛、便干便难	二咸一酸	泻肺为主，补泻兼施	第二十讲
34	小柴胡汤	柴胡半斤、黄芩三两、人参三两、半夏半升、甘草三两、生姜三两、大枣十二枚	和解少阳。用于伤寒少阳证，表现为寒热往来、胸胁苦满、不欲饮食、心烦喜呕、口苦咽干、目眩	三辛三甘一苦	治脾，补泻兼施	第十四讲

序号	方名	组方	功效主治	配伍结构	五脏补泻特点	章节
35	六君子汤	人参、白术、茯苓、甘草各三钱，陈皮、半夏各一钱	益气健脾，和胃止呕。用于不思饮食、恶心呕吐、胸脘满闷、咳嗽痰多稀白	三甘二辛一苦	补脾为主，补泻兼施	第十一讲
36	六味地黄丸	熟地黄八钱、山药四钱、山茱萸四钱、泽泻三钱、茯苓三钱、牡丹皮三钱	滋补肝肾。用于肾阴虚证，症见腰膝酸软、头晕耳鸣、盗汗遗精、骨蒸潮热、囟门迟闭、口燥咽干	二苦二甘一咸一酸	补肾为主，补泻兼施	第二十一讲
37	甘草泻心汤	甘草四两、黄芩三两、半夏半升、大枣十二枚、黄连一两、干姜三两、人参三两	补虚温中，泻热消痞。用于中虚寒热痞利重证，表现为心下痞、下利日数十行、干呕心烦、少气乏力	二辛三甘二苦	泻脾为主，补泻兼施	第十三讲
38	四逆汤	附子一枚、甘草二两、干姜一两半	回阳救逆。用于手足厥逆、腹痛、下利清谷、呕吐、萎靡、面色苍白	二辛一甘	泻脾为主，补泻兼施	第十二讲
39	四逆散	柴胡、芍药、枳实、甘草各十分	疏肝理气。用于手足不温、咳嗽心悸、小便不利、腹痛泄泻	二酸一辛一甘	泻肝为主，补泻兼施	第六讲
40	四君子汤	人参、白术、茯苓、甘草各等分	益气健脾。用于面色萎黄、四肢无力、神疲倦怠、食少便溏	三甘一苦	补脾	第十一讲
41	四妙丸	黄柏、薏苡仁各八两，苍术、牛膝各四两	清热利湿，强健筋骨。用于湿热下注之痹证，症见两足麻木、痿软肿痛	二甘二苦	泻肾兼补肾	第二十二讲
42	生姜泻心汤	生姜四两、甘草三两、人参三两、干姜一两、黄芩三两、半夏半升、黄连一两、大枣十二枚	补中降逆，散水消痞。用于中虚寒热水气证，表现为心下痞满或疼痛、嗳腐食臭、呕吐下利、腹中雷鸣	三辛三甘二苦	泻脾为主，补泻兼施	第十三讲

序号	方名	组方	功效主治	配伍结构	五脏补泻特点	章节
43	生脉散	人参五分、麦冬五分、五味子七粒	益气生津，敛阴止汗。用于气阴两虚证，症见体倦气短、口渴咽干、干咳自汗	二酸一甘	肺脾同补	第十九讲
44	半夏泻心汤	半夏半升、黄芩三两、人参三两、干姜三两、甘草三两、黄连一两、大枣十二枚	寒热平调，消痞散结。用于中虚寒热错杂证，表现为心下痞、但满不痛、困倦乏力，或呕吐，或肠鸣下利	二辛三甘二苦	泻脾为主，补泻兼施	第十三讲
45	百合固金汤	百合一钱半，熟地、生地、当归各三钱，白芍、甘草各一钱，桔梗、玄参各八分，贝母、麦冬各一钱半	滋肺益阴，止咳化痰，用于肺阴虚证，症见咳嗽痰少、痰中带血、气喘气急、口燥咽干、潮热颧红、盗汗、手足心热、大便干结、小便短赤	四苦二酸二甘一辛一咸	肺肾同补，补泻兼施	第十九讲
46	芍药甘草汤	芍药四两、甘草四两	缓急止痛。用于四肢、脘腹挛急疼痛	一酸一甘	泻肝	第六讲
47	当归芍药散	当归三两、芍药一斤、川芎半斤、茯苓四两、白术四两、泽泻半斤	养肝调脾，调理气血。用于肝脾气血虚证，症见脘腹疼痛、胁肋胀痛、饮食不振、四肢困乏、情志不调	二辛一酸一甘一苦一咸，或三酸（咸苦化酸）二辛一甘	泻肝为主，补泻兼施	第六讲
48	异功散	人参、白术、茯苓、甘草、陈皮各等分	健脾益气和胃。用于食欲不振、胸脘不舒、呕吐泄泻	三甘一辛一苦	补脾为主，补泻兼施	第十一讲
49	导赤散	生地黄、木通、生甘草各等分	清心利水养阴。用于心经火热证，症见心胸烦热、口渴面赤、小便热涩刺痛、口舌生疮	二甘一苦	泻肾为主，补泻兼施	第二十二讲

序号	方名	组方	功效主治	配伍结构	五脏补泻特点	章节
50	安宫牛黄丸	牛黄一两、郁金一两、黄连一两、朱砂一两、栀子一两、雄黄一两、黄芩一两、水牛角一两、冰片二钱五分、麝香二钱五分、珍珠五钱	清热解毒，开窍醒神。用于高热烦躁、神昏谵语、口干舌燥、痰涎壅盛	五苦四辛一咸一酸	泻心补肝，辛苦除痞，补泻兼施	第八讲
51	防己黄芪汤	防己一两、甘草半两、白术七钱半、黄芪一两一分	益气祛风，健脾利水。用于风水或风湿证，症见肌肉关节痛、眼睑水肿、身重汗出、恶风寒	三甘一苦	泻肾为主，补泻兼施	第二十二讲
52	麦门冬汤	麦冬七升、半夏一升、人参三两、甘草二两、粳米三合、大枣十二枚	滋养肺胃，降逆下气。用于虚热肺痿证和胃阴虚证	一酸一辛四甘	肺脾同补	第十九讲
53	附子理中丸	附子三两、人参三两、干姜三两、白术三两、甘草三两	温阳逐寒，益气健脾。用于脘腹疼痛、恶心呕吐、下利清谷、畏寒肢冷、霍乱转筋	二甘二辛一苦	补脾为主，补泻兼施	第十一讲
54	青黄散	雄黄、青黛	骨髓增生异常综合征	二苦	补肾	第二十三讲
55	肾气丸	干地黄八两、山药四两、山茱萸四两、泽泻三两、茯苓三两、牡丹皮三两、桂枝一两、附子一两	温补肾阳，滋补肾阴。用于肾阴阳两虚证，症见腰痛肢冷、少腹拘急、阳痿滑泄、小便不利、消渴痰饮	二苦二甘二辛一咸一酸	肝肾同补，补泻兼施	第二十一讲
56	栀子豉汤	栀子十四个，香豉四合	清热除烦。用于身热、虚烦不眠、胸中懊侬	一苦一酸	泻心	第七讲

序号	方名	组方	功效主治	配伍结构	五脏补泻特点	章节
57	香砂六君子汤	人参一钱、白术二钱、茯苓二钱、甘草七分、陈皮八分、半夏一钱、木香七分、砂仁八分、生姜二钱	健脾和胃，理气止痛。用于食少纳呆、脘腹胀满、嗳气	五辛三甘一苦	泻脾为主，补泻兼施	第十一讲
58	急性再生障碍性贫血（虚寒型）治疗方	熟地黄15 g、山药10 g、山茱肉10 g、枸杞子20 g、姜制杜仲10 g、鹿角胶6 g、制附子10 g、肉桂6 g、菟丝子15 g	起病急骤，畏寒肢冷，精神不振，怠惰嗜卧，大便稀溏，小便清长，口腔溃烂，舌出血疱，齿鼻衄血，皮下多见瘀血紫癜，尿血便血。女性可见月经淋漓不断，重则血崩不止，心悸气短，面色苍白。男性可见阳痿，遗精，早泄	二苦三辛三甘一酸，或八苦（辛甘化苦）一酸	补肾兼有补肝，补泻兼施	第二十三讲
59	急性再生障碍性贫血（温热型）治疗方	水牛角30 g、生地黄15 g、玄参10 g、竹叶15 g、麦冬10 g、黄连10 g、金银花20 g、连翘10 g、蒲公英30 g、白茅根30 g、熟地黄15 g、山药10 g、山茱肉10 g、茯苓20 g、泽泻10 g、仙鹤草15 g、生甘草10 g、羚羊角粉3 g	起病急骤，持续高热，口渴，汗出热不退，口腔溃烂，舌出血疱，齿鼻衄血，口内血腥臭味难闻，皮下大片瘀血紫癜，尿血、便血。妇女可见月经淋漓不断，重则血崩不止，心悸气短，面色苍白，舌质淡而乏津，苔黄或黑腻	七苦四甘二辛二咸三酸，或十一苦（辛甘化苦）二甘二咸三酸	补肾兼有补肺，补泻兼施	第二十三讲

序号	方名	组方	功效主治	配伍结构	五脏补泻特点	章节
60	养阴清肺汤	牛地黄二钱、麦冬一钱二分、生甘草五分、玄参一钱半、贝母八分、牡丹皮八分、薄荷五分、白芍八分	养阴清肺，解毒利咽。用于虚热白喉证，症见咽喉肿痛、喉间起白如腐、鼻干唇燥	三苦一甘二酸一咸一辛	肺肾同补，补泻兼施	第十九讲
61	济川煎	当归三至五钱、牛膝二钱、肉苁蓉二至三钱、泽泻一钱半、升麻五分至一钱、枳壳一钱	温肾益精，润肠通便。用于阳虚便秘，症见大便干结、小便清长、腰膝酸软、头晕目眩	二咸二辛一酸一甘	泻肺为主，补泻兼施	第二十讲
62	桂枝汤	桂枝三两、芍药三两、生姜三两、甘草二两、大枣十二枚	解肌发表，调和营卫。用于发热恶寒、汗出鼻鸣、头痛、口不渴	二辛一酸二甘	补肝为主，补泻兼施	第二、三、四、十二讲
63	真武汤	茯苓三两、芍药三两、生姜三两、白术二两、附子一枚	温阳利水。用于阳虚水泛证，症见小便不利、肢体水肿、四肢沉重、腹痛下利、心悸头晕	二辛一甘一酸一苦，或三甘（辛酸化甘）一苦一辛，或二咸（苦甘化咸）二辛一酸，或三苦（辛甘化苦）一酸一辛	泻肾为主，补泻兼施	第二十二讲
64	柴胡疏肝散	柴胡二钱、陈皮二钱、川芎一钱半、枳壳一钱半、芍药一钱半、香附一钱半、甘草五分	疏肝解郁，行气止痛。用于肝气郁滞证，症见胁肋胀痛、脘腹胀痛、嗳气、善太息、往来寒热、月经不调	四辛二酸一甘	补肝为主，补泻兼施	第三讲
65	调胃承气汤	大黄四两、芒硝半升、甘草二两	泻热和胃。用于阳明热结缓证，症见腹满疼痛、心烦呕吐、蒸蒸发热	二咸一甘	泻肺兼补脾	第二十讲

序号	方名	组方	功效主治	配伍结构	五脏补泻特点	章节
66	理中丸	人参三两、干姜三两、甘草三两、白术三两	温中祛寒，益气健脾。用于脘腹冷痛、喜温喜按、呕吐下利、倦怠乏力	二甘一辛一苦	补脾为主，补泻兼施	第十一讲
67	理中化痰丸	人参、白术、干姜、甘草、茯苓、姜半夏各三钱	温中祛寒，健脾化痰。用于脘腹疼痛、食少难消、呕吐痰涎、大便溏泄	三甘二辛一苦	补脾为主，补泻兼施	第十一讲
68	黄龙汤	大黄一钱五分、芒硝一钱、枳实八分、厚朴六分、当归二钱、人参一钱五分、甘草六分	攻下通便，益气养血。治疗阳明热结、气血两虚证，症见大便秘结、神昏谵语、燥屎停滞、神疲少气、口渴	三咸一酸二甘一辛或三咸四甘（辛酸化甘）	泻肺兼补脾，补泻兼施	第二十讲
69	黄芪建中汤	桂枝三两、甘草二两、芍药六两、生姜三两、大枣十二枚、胶饴一升、黄芪一两半	补中益气，温养气血。主治脾胃虚寒证，表现为脘腹隐隐作痛、喜温喜按、饮食不振、倦怠无力、自汗盗汗、手足不仁、面色萎黄	四甘二辛一酸	肝脾同补，补泻兼施	第十五讲
70	黄连汤	黄连三两、甘草三两、干姜三两、桂枝三两、人参二两、半夏半升、大枣十二枚	清热和阴，温中通阳。用于胃热脾寒证，表现为腹中冷痛、大便溏泄、脘腹不舒、或热或寒、胸中烦热、口苦欲吐	三辛三甘一苦	泻脾为主，补泻兼施	第十三讲
71	黄连阿胶汤	黄连四两、黄芩二两、芍药二两、鸡子黄二枚、阿胶三两	养阴清热，交通心肾。用于心烦失眠、多梦、头晕耳鸣、口燥咽干	二苦二甘一酸，或四咸（苦甘化咸）一酸	补心	第九讲
72	麻子仁丸	火麻仁二升、芍药半斤、枳实半斤、大黄一斤、厚朴一尺、苦杏仁一升	运脾泻热，行气通便。用于脾约证，大便干硬、小便频数、习惯性便秘	二咸二酸一甘一苦，或四咸（苦甘化咸）二酸	泻肺为主，补泻兼施	第二十讲

序号	方名	组方	功效主治	配伍结构	五脏补泻特点	章节
73	麻杏石甘汤	麻黄四两、杏仁五十个、甘草二两、石膏半斤	清宣肺热，止咳平喘。用于邪热壅肺证，症见咳嗽气喘、身热汗出、口渴、舌红	一苦一甘一酸一辛，或二咸（苦甘化咸）一酸一辛	泻肺为主，补泻兼施	第十七讲
74	清肺排毒汤	麻黄9 g、炙甘草6 g、杏仁9 g、生石膏15～30 g（先煎）、桂枝9 g、泽泻9 g、猪苓9 g、白术9 g、茯苓15 g、柴胡16 g、黄芩6 g、姜半夏9 g、生姜9 g、紫菀9 g、款冬花9 g、射干9 g、细辛6 g、山药12 g、枳实6 g、陈皮6 g、藿香9 g	适用于新冠肺炎轻型、普通型和重型患者，在危重型患者救治中可结合患者实际情况合理使用	七咸（苦甘化咸）二酸八辛二甘二苦	泻肺泻脾泻肾，补泻兼施	第十八讲
75	清燥救肺汤	冬桑叶三钱、石膏二钱五分、人参七分、甘草一钱、胡麻仁一钱、真阿胶八分、麦冬一钱二分、杏仁七分、枇杷叶一片	清肺润燥，益气养阴。用于温燥伤肺证，症见干咳无痰、气逆而喘、咽喉干燥、心烦口渴、胸满胁痛	二酸一辛四甘二苦或二酸一辛四咸（苦甘化咸）二甘	肺脾同补，补泻兼施	第十九讲
76	猪苓汤	猪苓、茯苓、泽泻、阿胶、滑石各一两	清热利水养阴。用于水热互结证，症见小便不利、尿血、心烦发热、失眠咳嗽	四甘一咸	泻肾	第二十二讲
77	葛根汤	葛根四两、麻黄三两、桂枝二两、生姜三两、芍药三两、甘草二两、大枣十二枚	发汗解表，生津舒筋。用于外感风寒之证，症见项背强、无汗恶风、痉病	三辛一酸三甘	补肝为主，补泻兼施	第三讲

序号	方名	组方	功效主治	配伍结构	五脏补泻特点	章节
78	新冠肺炎疫毒闭肺证治疗方（七版指南）	生麻黄6 g、杏仁9 g、生石膏15 g、甘草3 g、藿香10 g、厚朴10 g、苍术15 g、草果10 g、法半夏9 g、茯苓15 g、生大黄5 g、生黄芪10 g、葶苈子10 g、赤芍10 g	化湿败毒。用于新冠肺炎疫毒闭肺证，症见发热面红、咳嗽喘憋、痰黄黏少、痰中带血、疲乏倦怠、口干苦黏、恶心不食、大便不畅、小便短赤	五咸（苦甘化咸）二酸四辛二甘一苦	肺脾双泻，补泻兼施	第十八讲
79	增液汤	玄参一两、麦冬八钱、生地黄八钱	增液润燥。用于津亏血热证，表现为皮肤干燥、唇干舌燥、大便干结等	二苦一酸	肺肾同补	第十九讲
80	增液承气汤	大黄三钱、芒硝一钱五分、玄参一两、麦冬八钱、生地黄八钱	泻热通便，滋阴增液。用于阳明热结津亏证，症见大便干结、脘腹胀满、口干舌燥、肌肤枯燥	二咸二苦一酸或五酸（咸苦化酸）	补肺	第二十讲

注：部分中药药味复杂，在不同方子中可能药味会有不同，存在争议，有待探讨。